# RONALDO PATRIOTA

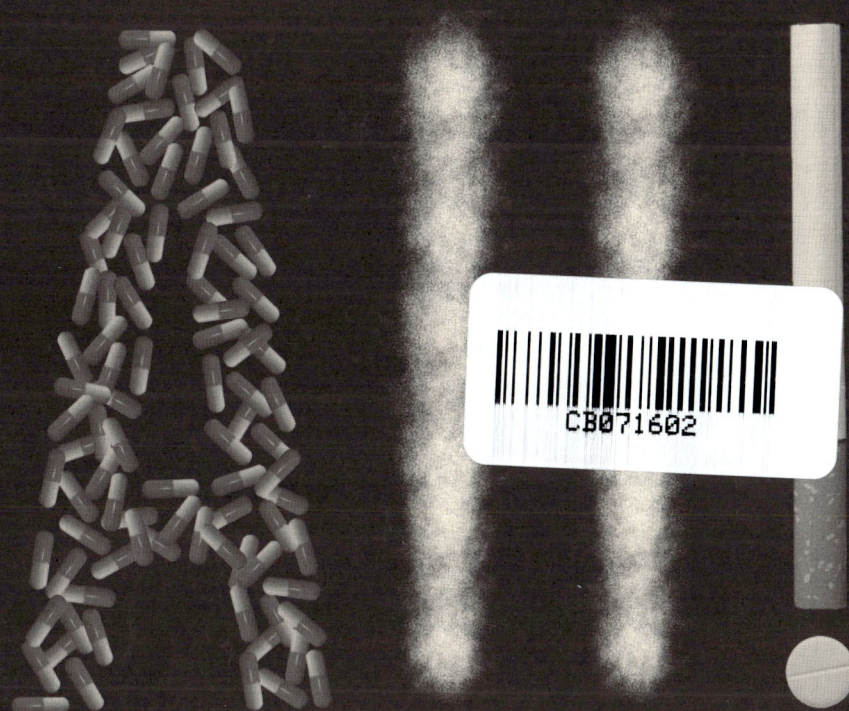

# DEPENDÊNCIA QUÍMICA
# TEM CURA

Copyright© 2023 by Literare Books International
Todos os direitos desta edição são reservados à Literare Books International.

**Presidente:**
Mauricio Sita

**Vice-presidente:**
Alessandra Ksenhuck

**Chief product officer:**
Julyana Rosa

**Diretora de projetos:**
Gleide Santos

**Capa, diagramação e projeto gráfico:**
Gabriel Uchima

**Revisão:**
Maria Catharina Patriani Bittencourt e Ivani Rezende

**Chief sales officer:**
Claudia Pires

**Impressão:**
Gráfica Paym

---

**Dados Internacionais de Catalogação na Publicação (CIP)**
**(eDOC BRASIL, Belo Horizonte/MG)**

P314a  Patriota, Ronaldo.
Ah! Dependência química tem cura: cinco passos para deixar de ser dependente e criar uma nova vida! / Ronaldo Patriota. – São Paulo, SP: Literare Books International, 2023.
16 x 23 cm

ISBN 978-65-5922-596-5

1. Drogas – Abuso. 2. Viciados em drogas – Tratamento. I. Título.

CDD 362.29

Elaborado por Maurício Amormino Júnior – CRB6/2422

---

Literare Books International.
Alameda dos Guatás, 102 – Saúde – São Paulo, SP.
CEP 04053-040
Fone: +55 (0**11) 2659-0968
site: www.literarebooks.com.br
e-mail: literare@literarebooks.com.br

# AGRADECIMENTOS

A Deus, Criador de todas as coisas.

E cada vez mais agradecido àqueles que contribuem para a minha jornada de *Mentoring* & *Coaching* na dependência química. A generosa presença dessas pessoas gera um caminho a ser percorrido. É com esse reconhecimento que agradeço às seguintes pessoas.

Dr. Dario Fernandes Lopes, coordenador do Cursilho de Cristandade de Maceió, que teve um papel importante ao longo da minha experiência lidando com a dependência química e que foi um grande entusiasta de minha ida para um trabalho voluntário em uma comunidade de acolhimento e recuperação de drogas.

Dr. Uranio Paiva Ferro, diretor-presidente da Clínica Árvore da Vida, Centro de Reabilitação Biopsicossocial, que acredita e permite colocar em prática novas ideias em seu território.

Agradeço a um grupo de mentores que desempenhou papel importante no incentivo e na criação de *Ah! Dependência química tem cura*, com os quais conversei ao longo desses últimos 6 anos: **Roberto Shinyashiki**, escritor e palestrante, que me ensinou a importância de ajudar as pessoas a resolverem problemas e a serem felizes; **Mauricio Sita**, mestre em Psicanálise Clínica e presidente da Literare Books International; **Conrado Adolpho**, que me conscientizou sobre a importância do propósito e direcionamento em meus negócios; **José Roberto Marques**, fundador e presidente do grupo IBC, de quem fui coautor no livro Realizar - *O modo coaching de alcançar objetivos;* **Reinaldo Domingos**, presidente da ABFIN- Associação Brasileira de Educadores Financeiros, de quem fui vice-presidente e me inspirou a escrever um livro; **Pr. Roberto Amorim de Menezes**, líder espiritual que muito contribuiu para o fortalecimento de minha fé em Deus; **Michael Arruda**, presidente da OMNI - HYPNOSIS TRAINING CENTER, hipnoterapeuta que me preparou para transformar vidas pela hipnoterapia; **Léa Souza**, mentora de *Coaches*, que abre a mente, traz conhecimentos e deixa aberto a ter novas ideias; **Pedro Quintanilha,** empresário, Business Hacker, fundador do Mentalidade Empreendedora, que me desafiou dizendo: não roube do mundo a sua mensagem, Ronaldo.

Agradeço à Ana Carolina Vila Nova, uma roteirista por paixão. Afinal, ter um bom roteiro em mãos é a melhor forma de garantir que minha história seria bem contada.

Agradeço ao Prof. Uedison Nomeriano, pela revisão ortográfica e gramatical da obra.

Meus agradecimentos ao advogado, jurista, ativista, humanista e escritor, Dr. Mendes de Barros e ao Presidente da Mútua - Caixa de Assistência dos profissionais do Crea, Eng. Francisco Antônio Silva de

## AGRADECIMENTOS

Almeida, pela excelência de seus prefácios.

Agradeço a todos aqueles que, sob a minha liderança, decidiram tentar alterar o curso de suas dependências químicas por meio de processos mentais, emocionais e espirituais.

Esta tem sido a missão da minha vida. E eu não seria nada sem vocês.

Muito obrigado!

# PREFÁCIO 1

Foi com grande alegria que recebi a missão do amigo e colega engenheiro, Ronaldo Patriota, de escrever o prefácio desta obra *Ah! Dependência química tem cura*.

Conhecendo sua história, que foi muito bem narrada nas páginas iniciais deste livro, me fez refletir que a vida que escolhemos viver nunca é perfeita. Ela é real e, em todos os momentos, tenho a certeza de que sempre enfrentaremos dificuldades, provações e frustrações. Mesmo assim, como o autor afirma, temos que seguir em frente, no limite de nossas possibilidades, contribuindo para a sociedade com os instrumentos que temos, tentando buscar o sentimento sobre o qual a humanidade se debruça há muito tempo: a felicidade.

Assim, vemos que a dependência química consiste nas consequências físicas e mentais trazidas pelo abuso de substâncias nocivas ao organismo. Nesse contexto, além dos problemas causados aos dependentes, as inúmeras situações narradas envolvem pessoas próximas a elas, como colegas, amigos, profissionais da área de saúde e, principalmente, familiares, que têm um papel fundamental no acompanhamento da doença e na busca para a cura.

Neste ponto, me obrigo a citar Coríntios 13:4-7: "O amor é paciente, o amor é bondoso. Não inveja, não se vangloria, não se orgulha. Não maltrata, não procura seus interesses, não se ira facilmente, não guarda rancor. O amor não se alegra com a injustiça, mas se alegra com a verdade. Tudo sofre, tudo crê, tudo espera, tudo suporta".

O mais importante dos sentimentos, o amor, pode e deve ser usado na dependência química. Levando em consideração a Engenharia, nossa profissão, ele seria o alicerce, a base para que todos os problemas relacionados a esta patologia sejam resolvidos, devendo ser usado em doses cavalares tanto pelos pacientes, como por todos que estão a sua volta.

E foi com este maravilhoso sentimento que o autor desenvolveu sua obra, nos trazendo sua experiência de vida, pessoal, acadêmica e profissional, ensinando a construção de situações que serão de extrema importância para a libertação da dependência química, tanto pelo próprio dependente, quanto para todos que estão ao seu redor. Constatei que o propósito da obra é possibilitar que todos os envolvidos neste processo tomem as melhores decisões, e sejam fortes durante todo este processo.

Concluo afirmando que sonhando, trabalhando e ajudando ao próximo, nós nos mantemos vivos. E vivos e ativos, nós mudamos o mundo.

Excelente leitura a todos.

**Eng. Francisco Antônio Silva de Almeida,**
**Presidente da Mútua - Caixa de Assistência dos Profissionais do Crea.**

# PREFÁCIO 2

O autor, engenheiro Ronaldo Patriota, apresentou um esboço de um livro de sua autoria ao tempo em que me solicitou o prefácio. A qualidade do escrito e a importância do assunto tiram-me o medo de não estar à altura da importância da matéria, razão pela qual ofereço o que abaixo entendo sobre a mesma.

Ronaldo Patriota, engenheiro, escreveu seu livro sobre o uso dos produtos cujo efeito causa dependência química ao usuário.

Entendendo que pode e deve haver combate ao uso de tais produtos químicos que provocam a dependência e outros males, deu-lhe o título *Ah! Dependência química tem cura*, obra que oferecerá aos usuários a oportunidade de viver sem dependência de tóxicos.

Diplomado em engenharia, o autor produziu um projeto na forma do modelo de sua profissão em que se encontra alicerce, estrutura e fachada, estrutura que uma vez executada oferecerá indispensável colaboração no combate ao vício que produz grande malefício a quem se dispõe ao seu uso, especialmente ao povo de nossa pátria, entendendo e justificando o nome do autor.

**L G Mendes de Barros,**
**Advogado, procurador, jurista, ativista, humanista e**
**escritor, autor do livro** ***O galo e o marajá na Terra do Sol.***

# NOTA DO AUTOR

Esta obra, apesar de ter sido inspirada em experiências reais, é um exercício ficcional e criativo do autor. Trata-se de um convite aos leitores para que acompanhem uma história agradável e que se predisponham a refletir a mensagem principal, de que a dependência química tem cura.

Os personagens são fictícios, assim como os locais e situações. Qualquer menção sobre religião ou sexualidade trata apenas da vida como ela se apresenta e não há intenção de desrespeito; ao contrário: falar com naturalidade do que faz parte da sociedade e do dia a dia.

Espero com este trabalho abrir a possibilidade de um debate, um novo olhar e uma nova percepção sobre um tema tão antigo e fixo dentro da sociedade, apesar de esquecido e marginalizado.

São poucos que se importam com os portadores de dependência química, exceto alguns familiares e poucos amigos. Ainda assim, eles ficam à mercê de instituições que, em sua maioria, ainda agem de forma obsoleta em relação à necessidade mental, emocional e espiritual que esses seres humanos carregam.

Ficar preso num determinado local, distante das drogas, sendo alimentado e tendo uma cama para dormir não é o suficiente para que eles se curem e possam voltar para uma vida normal, quando o que eles vivenciam se parece com uma prisão.

Na vida real, eu tive a oportunidade de observar a boa intenção de várias instituições, profissionais e familiares, mas o sistema ainda é antigo, não se desenvolveu de acordo com a evolução da sociedade, do conhecimento e das terapias que se encontram disponíveis atualmente.

Formado em PNL (Programação Neurolinguística) compreendo perfeitamente o poder das palavras sobre o nosso cérebro. Tudo aquilo que dizemos, ouvimos, lemos ou escrevemos exerce poder sobre a nossa mente, por isso a afirmação de que dependência química não tem cura é absolutamente cruel. O viciado não quer, não pode nem deve acreditar nisso.

Dizer todos os dias: 'Somente hoje não vou beber ou me drogar' é como afirmar a certeza da possibilidade do ato amanhã.

Hoje, sabemos que podemos moldar nosso cérebro por intermédio de reprogramações mentais, seja por meio de Hipnose, Psicoterapia, PNL, Constelação Familiar Sistêmica e tantos outros processos que permitem ao ser humano se desenvolver, a partir de novos pontos de vistas.

Obrigar pessoas, que já estão vivendo como presidiárias, a assistirem a palestras e praticarem orações, essa ação não toca os seus corações nem as suas mentes com verdade e amorosidade. Dessa forma, não existe poder de cura.

## NOTA DO AUTOR

Portadores de dependência química são seres humanos como nós, com dores provavelmente muito maiores, que as levaram ao vício. Ninguém se cura num presídio, assim como ninguém se torna apto a sonhar novamente num regime frio, rígido e antigo.

É preciso amor, é necessário um novo debate sobre a percepção do vício e da cura. Ninguém entra no vício das drogas porque quer, mas sim porque antes foi profundamente ferido. Pessoas viciadas são, naturalmente, mais sensíveis do que a maioria, que não suportaram suas feridas e, por isso, usaram droga como válvula de escape.

Não pretendo, por intermédio deste livro, ofender os que pensam diferente, já que a sociedade está estagnada num pensamento imóvel desde sempre, mas faço um convite para a reavaliação de como estamos tratando os dependentes hoje, para que se possa encontrar uma nova forma de tratamento, que se torne verdadeiramente eficaz, humana e definitiva.

No mais, observe a história, sabendo que ela foi exagerada em alguns pontos, com toques cômicos, trazendo leveza para o leitor, ao mesmo tempo em que o incita à reflexão para um novo olhar sobre este mundo.

Aprecie!

# INTRODUÇÃO

Nasci duas vezes, em agosto de 1954, numa noite de festa e de escuro, em que estavam festejando o aniversário de dois anos de minha irmã Raquel, quando faltou energia elétrica no bairro, deixando tudo no escuro. Naquele momento, começaram as dores do parto, dizem que foi um grande alvoroço. Nasci de novo, em abril de 2015, quando do diagnóstico e tratamento de um câncer de próstata bastante agressivo. Uma experiência incrível e transformadora. Minha vida mudou para uma existência agradecida por tudo, mas com uma sensação de missão cumprida profetizando que já podia partir deste mundo... Para uma outra cheia de sincronicidade e propósito.

Naquele momento, compreendi e aprendi que a doença pode mudar de direção. Ela que vem para tirar a vida, às vezes, faz renascer e dá um novo começo. Para mim, ela foi instrumento de transformação e serviu para o amadurecimento e crescimento pessoal. Veio para me abençoar, acordar para uma vida nova e uma enorme vontade de construir e de realizar. Foi um verdadeiro trabalho de purificação e uma bênção.

Nessa minha experiência, despertei para um novo tempo. Compreendi que minha missão, aqui na Terra, não havia acabado e que tinha muito a realizar e compromissos a assumir.

Agora, o que leva um homem maduro e bem-sucedido, engenheiro, pai de família, empresário, ex-presidente do CREA – Conselho Regional de Engenharia e Agronomia de Alagoas e ex-presidente do Sindicato da Indústria da Construção do Estado de Alagoas, a decidir dedicar o resto de sua vida a ajudar pessoas portadoras de dependência química e seus familiares?

Desde cedo, parece ter compreendido o que era propósito de vida. Sentindo-me rejeitado na infância pelo meu pai, por rumores maldosos de que poderia ser filho de outra pessoa por ser branquinho demais, e amaldiçoado na adolescência, em que ele dizia que eu era um filho ruim e a ovelha negra da família, eu usei da dor dessa rejeição e essa maldição para provar que eu seria um homem de valor e útil na sociedade. Ainda criança, eu compreendi que a dificuldade poderia ser combustível para crescer e amadurecer.

Foi o que aconteceu! Menino pobre de Maceió, eu me empenhei em sempre ajudar meus pais e a estudar. Sempre ouvi que a educação seria a maior arma para ser alguém na vida. E consegui! Fui para a faculdade de engenharia, me formei, me casei, construindo a relação mais importante e significativa de minha vida.

Minha história traz muitas lições, que passam pelo amor, pela dor, superação, abnegação e doação. Se, por um lado, me sentia sufocado

# INTRODUÇÃO

pela relação em que vivi a maior parte da vida, a perda de minha esposa, por um câncer, aos cinquenta e quatro anos de idade, me fez repensar toda a minha jornada e chegar à decisão de consertar as coisas.

Foi essa grande perda que me fez perceber os erros e reconstruir as relações com os filhos, com o trabalho e, principalmente, comigo. Nunca mais fui o mesmo. E as perdas não pararam por aí. Num processo ainda de luto, o câncer também me atingiu, naquilo que parecia ser uma despedida da vida.

Para um homem que já havia alcançado o privilégio de ter vivido o sucesso, o amor, a prosperidade e a paternidade, o que justificaria seguir em frente com o vazio que ficou?

Segui para o desenvolvimento pessoal com cursos, formação, treinamentos, e acompanhei pessoas de renome, no Brasil e nos Estados Unidos. Assim, o engenheiro que, durante muitos anos, quis compartilhar seu conhecimento, passo a passo, com outros profissionais da área, por meio de palestras, mentorias, consultorias e do meu livro *Engenharia de vida*; aleatoriamente, acabei proferindo uma palestra em uma Casa de Recuperação de Usuários de Drogas, onde vi a dor "em forma de gente", numa maioria de jovens e em seus familiares, perdidos e absortos. E o pior: sem esperança.

Certo dia, durante a minha Formação de *Coaching* (processo, metodologia, conjunto de competências e habilidades que podem ser aprendidas e desenvolvidas por absolutamente qualquer pessoa para alcançar um objetivo na vida pessoal ou profissional, até 20 vezes mais rápido, comprovadamente) pelo Instituto Brasileiro de Coaching – IBC, em São Paulo; em que José Roberto discorria sobre o significado de "*Self*" (si mesmo) como um dos arquétipos de Jung, e nos dizia: "Após um momento de crise de vida, de um obstáculo qualquer, nos ocorre uma espécie de iluminação".

Essa compreensão me levou ao pensamento lido no admirável livro *Fronteiras da inteligência*, do engenheiro mecânico Nilton Bonder, rabino e líder espiritual da Congregação Judaica do Brasil. Ele nos revela que a obscuridade tem sua manifestação santa. Diz Bonder (1996, p. 13):

> A sombra da sombra é a luz. É isso que experimentamos quando ficamos muito tempo na escuridão: nossos olhos começam a enxergar as luzes mais ocultas. Afinal, essa é nossa experiência de todas as tardes, quando a escuridão nos revela as estrelas, as luzes, que a claridade não nos permitia ver.

Continua Bonder (1996, p. 14):

> ...Estamos começando a enxergar melhor no escuro. Conhecemos como nunca o ser humano, a partir de nosso sofrimento, uma vez que, a recompensa do sofrimento é a experiência.

Outra associação que faço a esse tema é o pensamento de Dostoiévski, reconhecido escritor russo. Para ele, o sofrimento aprimora o homem. Ele afirmou, certa vez, que temia apenas uma coisa: não ser digno de seus sofrimentos, porque, segundo ele, é por intermédio do sofrimento que surge o refinamento. A dor fortalece o caráter, estimula o crescimento e nos leva para cima. É a vida ensinando. E a vida sabe ensinar melhor.

Rumi, poeta e teólogo persa sufi do século XIII, disse: *"A ferida é por onde a luz entra em você!"*. É a dor que nos dá acesso à luz e à consciência. Como consequência, a maturidade para a lapidação de nós mesmos.

Descobri, então, meu novo propósito de vida e criei um método para aquilo que eu falava com a maior veemência possível – a maior mentira que inventaram neste mundo é que dependência química não tem cura, isso é um erro gravíssimo, praticamente um crime! Não se pode matar a esperança de quem já está no fundo do poço nem de seus familiares.

O método Engenharia de Vida na Dependência Química é um caminho que levará a pessoa à construção de seus sonhos mais profundos e a situará num mapa em que as coordenadas são dadas, não por referências externas, mas internas. Ou seja, ele é diferente para cada pessoa, pois trabalha exclusivamente com as experiências de vida de cada um. Ele não se resolve em um determinado espaço de tempo, mas diante da conclusão dos cinco passos interativos, que lhe permitem a se encontrar com calma e sem pressa.

Vale lembrar que urgência não é pressa, mas a necessidade de resolução. O que se procura aqui é solucionar um problema que aflige o ser humano, em um problema maior que sua capacidade de superação, uma dificuldade que transborda e está sufocando-o. Por isso, deve ser tratado com urgência, mas não com pressa. A pressa é inimiga da perfeição e o portador de dependência química busca a sua cura.

O método Engenharia de Vida é um caminho que passa, necessariamente, pelo autoconhecimento. Dessa forma, ele vai ajudar o portador de dependência química a alcançar a sua libertação das drogas, também no aspecto pessoal. Ele vai apoiar e conduzir a realizar todas as mudanças necessárias para levar em direção àquilo que portador de dependência química tanto deseja. Os passos são os seguintes:

1º) **Estado Atual;**
2º) **Estado Desejado;**
3º) **Por quê?;**
4º) **Por que não?;**
5º) **Plano Estratégico.**

A maneira como as pessoas pensam sobre as drogas tem uma influência real e direta sobre o quanto de cura o portador de dependência química realmente alcança.

A mentalidade de droga pode lançar o portador da dependência química para a cura ou pode mantê-lo na escravidão do vício. E isso é muito poderoso. Quem conhece este método e trilha este caminho, vai se libertar de tudo isso.

Isso explodirá muitos dos mitos em que se acreditou por anos, e ajudará a reformular os pensamentos. Parte do que está escrito neste livro pode contradizer as crenças que o portador de dependência química manteve

## INTRODUÇÃO

sobre si mesmo e as drogas por anos. Essas crenças têm impedido de alcançar seu desejo de ficar livre e de construir uma vida nova.

É hora dessas crenças serem colocadas de lado e de se abraçar a verdadeira realidade de quem o portador de dependência química é. É hora de parar de estar inconsciente e acordar para despertar seu poder interior.

Existem alguns mitos em torno da dependência química, é preciso quebrar um a um:

1) **A dependência química é uma doença incurável.** Não é verdade. São muitos os registros de pessoas que se libertaram de drogas, lícitas ou ilícitas, em todo o mundo;

2) **O indivíduo é dependente químico.** Não é verdade. Ele não é, ele está dependente químico. Isso é transitório. Quem é não tem saída. Isso é uma questão de identidade. Ninguém nasceu fazendo uso de droga alguma. Não somos o que fazemos e nem o que temos. Nossas dificuldades, fraquezas, doenças não nos definem. Nossa dor não é nossa identidade. Não somos o que pensam ou dizem de nós, somos o que fazemos de nós;

3) **Droga é algo ruim.** Não é verdade. Se fosse ruim, não dava prazer e não era vendida nas farmácias e drogarias. Pergunte a um doente de câncer terminal se a morfina é ruim;

4) **Somente por hoje.** É uma sugestão negativa. É um vírus que está sendo colocado no subconsciente do adicto – pessoa que é dependente

de droga ou substância química – e não ajuda em nada, apenas piora;

5) **A campanha "Não às Drogas".** É uma campanha ruim que somente serve para a pessoa pensar em drogas. Por essa razão, abracei a causa.

Conheça a história de alguém que poderia simplesmente ignorar esses desconhecidos, que nada têm a ver com a minha vida, mas que hoje faz questão de ajudar, trabalhar e recolocá-los na vida e na profissão, com o amor de pai e profissional.

Proponho-me fazer por tantos estranhos o que, provavelmente, não consegui fazer por quem mais amava: salvar vidas, resgatar esperança e ensinar o que é a fé.

Conheça a história emocionante da amizade que nasceu entre mim e um ex-portador de dependência química, agora, recuperado e recolocado no caminho de uma vida livre e feliz. Compartilho o passo a passo que vivi com ele e que ainda espero viver com muitos outros.

Uma lição de altruísmo, desapego e amor.

Por isso, vou compartilhar minha experiência de vida, escrevendo este livro, com o propósito de ajudar outras pessoas a se desenvolverem pessoal e profissionalmente.

Esta é uma obra escrita com a intenção de despertar sentimentos de esperança em quem o lê, principalmente, se em um momento em que esteja se sentindo perdido(a) sem sentido de vida.

Estou muito feliz e extremamente agradecido pela oportunidade de ter escrito este livro.

# SUMÁRIO

**CAPÍTULO 1: ESTADO ATUAL** ......................... 25

**CAPÍTULO 2: ESTADO DESEJADO** ................... 59

**CAPÍTULO 3: POR QUÊ?** .............................. 91

**CAPÍTULO 4: POR QUE NÃO?** ...................... 125

**CAPÍTULO 5: PLANO ESTRATÉGICO** .............. 177

**CAPÍTULO 6: CONCLUSÃO** ......................... 201

# CAPÍTULO 1

# ESTADO ATUAL

"A jornada começa com a consciência sobre onde você está e não com a obsessão sobre aonde você quer chegar."

(Sri Amma Bhagavan)

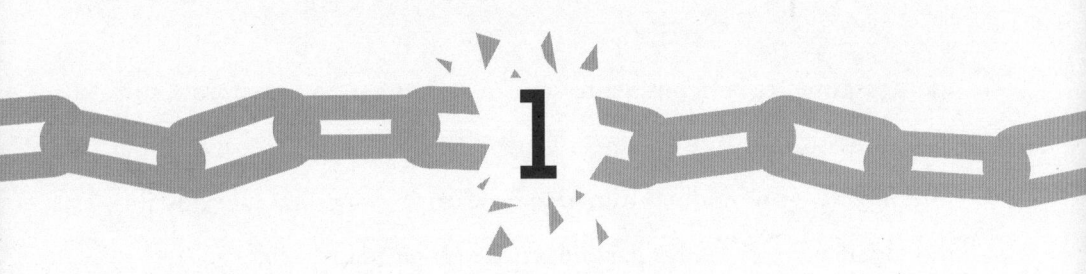

# 1

Qual é o seu estado pessoal neste instante? Você consegue ao menos compreender esta pergunta? Muitas vezes, quando estamos vivenciando uma crise, seja ela pessoal, profissional, afetiva, de saúde ou qualquer outra, é necessário compreender o momento em que estamos, o que estamos vivendo, o porquê, quais os motivos que me levaram até ali, antes que eu possa refletir sobre onde irei em seguida e como.

Estar no meio de um problema faz com que sejamos, em muitos casos, a pessoa com menor facilidade para enxergar a solução, isso é natural e acontece porque nossos pensamentos ficam confusos, negativos, assim como nossas emoções. É preciso acalmar a mente e desacelerar os pensamentos antes de refletir sobre o momento atual. É necessário ir para as perguntas: Quem sou eu? O que eu quero da minha vida? O que tenho feito com ela? Quem são as pessoas importantes para mim? Por que eu faço o que faço hoje, profissionalmente? Por que estou com esta pessoa? Ou, por que estou sozinho (a)?

A reflexão sobre quem somos, seus porquês, as escolhas que fizemos ao decorrer de toda a vida, até chegar ao momento atual, é o que traz o autoconhecimento. Sem autoconhecimento, vivemos à mercê de nossa mente subconsciente sem qualquer noção dos porquês de fazermos tudo o que fazemos. Quem não busca as respostas em si mesmo, vive no modo automático e aleatório, sem qualquer possibilidade de ver o próximo passo e sequer poder planejá-lo.

Apesar do passo um do método Engenharia de Vida parecer ser algo simples, para muita gente pode parecer complexo, porque se trata de algo que nunca foi feito antes: olhar não apenas para a vida exterior, aquela ligada aos cinco sentidos, aquilo que a gente vê, ouve e sente; mas a vida interior e o mundo dentro de si.

Descobrir o Estado Atual demanda profundas reflexões sobre como lidar consigo mesmo, com as pessoas com quem convive e com Deus ou um Eu Superior.

E à medida que o ser humano compreender essa jornada de olhar para si e enxergar aquilo que ele tem dentro da sua mente e do seu próprio coração, ele começa a entender que existem leis da natureza e faz parte dessa lógica da vida.

Então, ele compreende que existe uma jornada de conquista fora, mas existe uma jornada de conquista dentro.

Sei que eu nem deveria precisar dizer, mas reforço, neste momento: é indispensável que a pessoa seja honesta consigo, afinal, todo esse trabalho é feito para ela.

Pois bem, agora vou ajudar a pessoa portadora de dependência química a definir como estão alguns dos pontos mais específicos e importantes. É o momento para analisar sua vida como um todo e não ter receio de se decepcionar com o resultado, ter em mente

## CAPÍTULO 1: ESTADO ATUAL

que, quanto mais sincero ele for, mais rápido alcançará o objetivo pretendido.

Para isso, vamos utilizar o programa de Narcóticos Anônimos, criado nos Estados Unidos, em julho de 1953, por Bill W. e Dr. Bob S. Este é um programa de total abstinência de todas as drogas cujo uso é proibido ou permitido somente com prescrição médica, e há somente um requisito para ser membro: o desejo de parar de usar.

Esse programa se traduz num caminho de 12 passos para que elas possam se aprofundar na vida interior e conhecer sua própria psique, ter um propósito maior e lidar com as confusões do dia a dia, que são os desafios da vida.

Os cinco primeiros passos são de posicionamento, servem para compreensão, entendimento e posicionamento do portador de dependência química perante o problema na sua vida, pois é importante perceber o que está se perdendo no trabalho, na família e na sociedade com o uso da droga de forma compulsiva e começar a compreender que a dependência química é consequência e não causa de seus problemas. Do 6º ao 9º, considerados os passos de ação, trabalham-se as relações interpessoais. Do 10º ao 12º, que são os passos de manutenção, trabalha-se a relação com um Eu Superior.

A pessoa portadora de dependência química que busca sua cura pensando que o seu problema é somente a droga vai sempre recair. O uso da droga é apenas o sintoma de sua vida que está desequilibrada, internamente, refletindo externamente.

Esta reflexão sobre a situação atual não se limita a questionar a doença do adicto como uma questão física, mas de toda sua estrutura de vida que está desajustada. Sua saúde física, emocional e espiritual.

A partir do momento que o indivíduo olha para si, para seus relacionamentos pessoais e para um Eu Superior, e se torna capaz de formular suas perguntas e encontrar suas respostas, ele está apto para seguir para o próximo passo da Engenharia de Vida.

Um passo de cada vez, um tijolinho por dia, com propósito certo, logo se tem um novo ser: mais forte, livre e feliz.

**Alguns anos atrás**

— Eu vou matar aquele desgraçado!

Penso no meu pai abusando de todas as minhas irmãs e sinto o ódio tomar conta de mim.

— Desgraçado, maldito!

Corro sem direção, ainda sentindo a surra que acabei de levar.

Hoje foi com um pedaço de pau, mas já foi de tudo que se pode imaginar.

Grito, olhando para o céu:

— Meu pai, cara, meu pai! Desde quando pai abusa de todas as filhas e bate no filho que tenta impedir esse absurdo?

Silêncio...

Falo para o alto outra vez:

— Por que você não me responde?

## CAPÍTULO 1: ESTADO ATUAL

Respiro profundamente.

Coitada da minha mãe, não consegue fazer nada.

Dou murros na minha barriga, tentando dissipar um pouco da raiva.

— Maldito! Maldito!

Qual a melhor forma de matar aquele desgraçado?

Sigo andando sem destino e brigando com Deus.

Se é que Ele existe...

Eu estou em uma comunidade terapêutica de acolhimento e recuperação de portadores de dependência química, onde converso com as pessoas em tratamento e seus familiares:

— A maior mentira que inventaram na humanidade é que dependência química não tem cura. É uma crueldade afirmar isso para alguém que já não tem esperança e está no fundo do poço. Não pode, gente!

Percebo alguns olhares atentos, outros desesperados.

"Tem misericórdia, meu Deus!"

Continuo a conversa:

Ao menos 28 milhões de pessoas no Brasil têm algum familiar que é portador de dependência química. Não se pode tirar a esperança de tanta gente e de todos os familiares dessas pessoas.

Percebo uma mulher chorando no fundo da sala.

Certamente é uma mãe de um usuário que está dependente há muito tempo, já passou por várias internações, quer vê-lo bem, mas não sabe o que fazer. Será álcool? Cocaína? Crack?

Continuo, com foco e uma vontade enorme de fazer com que as pessoas compreendam que tem uma saída.

O que é a dependência química? Uma necessidade incontrolável de usar um tipo de substância de forma compulsiva, o que leva a pessoa a sofrer distúrbios físicos e mentais.

Vejo um jovem sair lá de trás e vir até a primeira fileira, se aproximando de mim, acho que este está bem interessado.

Sigo as minhas anotações, embora eu já saiba de cor e salteado:

— Qual é o problema, minha gente? O portador da dependência química precisa de ajuda e os familiares, geralmente, não sabem como. Todos estão sofrendo. E muito!

O jovem que acabou de se aproximar abre um caderninho e parece anotar tudo que eu falo.

— O portador de dependência química sofre o isolamento da família, dos amigos próximos e até da sociedade como um todo. Ele passa a ter uma visão distorcida da sua realidade, além de sofrer preconceito das pessoas. Às vezes, o usuário de droga é eleito a ovelha negra da família, quando na realidade ele é um sinal de que aquela família está disfuncional, de que as necessidades materiais, sociais, espirituais, afetivas e culturais deixaram de funcionar corretamente em algum momento.

Limpo a garganta e encaro o jovem da primeira fileira, o familiar não sabe como ajudar e sofre a dor da impotência.

Ele me encara de um jeito diferente e eu sigo atento a ele e ao que pretendo continuar explicando:

## CAPÍTULO 1: ESTADO ATUAL

— A dependência química é uma doença que pode sim ser tratada. O primeiro passo é se informar corretamente.

Ele balançou a cabeça em concordância e mantivemos o contato visual.

— Se não for um contato de alma. Tantas almas pedem socorro em lugares como este. Direcione-me, meu Deus!

— Vocês conhecem as causas que levam uma pessoa a se tornar viciada em algum tipo de droga? Eu vou falar para vocês.

O rapaz fica com a caneta em riste, como se pudesse escrever no mesmo ritmo em que falo. Fico feliz por ele.

— A cura nasce da intenção de ser curado. Prossigo.

— Existe um somatório de fatores de risco que influenciam a vida do indivíduo no uso das drogas, todos eles interligados: a biológica, que tem a ver com a genética, sobre como um organismo metaboliza o uso de uma determinada substância. Por conta dessa genética, o ser humano busca naturalmente o prazer que foi constituído na sua origem com uma área conhecida como o circuito de recompensa cerebral.

A plateia continua me ouvindo com atenção e, por isso, eu continuo.

— A psicológica, que são as dificuldades de lidar com frustrações e resolver problemas e traumas da infância. O portador de dependência química, de forma geral, possui uma deficiência na função reguladora dos afetos e na autoestima. Normalmente, experimentou graves problemas estruturais na família.

Observo para ver se todos estão assimilando minhas informações e percebo que sim, então sigo.

— E a social, que vai desde o ambiente negativo em casa, pontos de tráfico perto do local onde vive, escolas e a mídia. Nós vivemos numa sociedade, numa cultura, pelas quais somos permanentemente instigados a termos satisfação imediata e soluções rápidas para os problemas. Isso favorece a introdução do uso de drogas no nosso ambiente porque elas oferecem essas respostas.

Quase ninguém interage. A mulher no fundo continua limpando os olhos e disfarça. E o rapaz aqui na frente escrevendo como quem vai fazer uma reportagem.

Do nada, uma mulher que não conheço grita com um dos pacientes próximo a ela:

— Vá para o inferno, cara! Deixa-me em paz.

Silêncio total.

— O que está acontecendo aqui? Quem é ela?

Eu limpo a garganta e tento fazer de conta que nada aconteceu. Às vezes, essa é a melhor saída. Os ânimos aqui estão quase sempre à flor da pele.

Respiro fundo e chego numa das partes de que mais gosto.

— Vocês sabem qual é a causa principal que leva o ser humano à dependência química?

Olhos atentos.

Suspiro e respondo:

— A pessoa, normalmente, se aproxima das drogas e se inicia no uso por dois motivos. O primeiro é a recreação com a droga, por exemplo, a pessoa está numa festa ou na casa de um amigo e alguém fez uso de uma substância, oferece e essa pessoa, com personalidade mais curiosa, autoconfiança grande, acha que não vai viciar, tem o primeiro contato.

Olhos atentos... Suspiro e continuo.

— Nesse primeiro contato recreativo, o cérebro ativa algumas regiões em que ele vai entender como uma recompensa. Têm-se sensações de prazer, relaxamento, poder, dependendo do tipo de substância que essa pessoa usar. O segundo motivo é a pessoa que procura alívio. Um ser humano que foi muito ferido. A pessoa sente angústia, ansiedade, desconforto, está sem satisfação na vida e vai buscar na droga uma válvula de escape. Essa é a causa principal, meus queridos, é nela que temos que trabalhar.

A mãe que está lá atrás chorando levanta a mão.

— E quem ajudamos primeiro? Um de meus três filhos é dependente químico.

Balanço a cabeça em um sinal para que ela continuasse.

— Excelente pergunta! Todo ser humano, quando vem à existência, começa a inserção em algum sistema. O primeiro sistema é a barriga da mãe, onde se vive a maternidade. O segundo sistema é a família, em que se estabelece o vínculo afetivo do cuidado e acolhimento ao filho por uma mãe e um pai. Por isso, essa questão de dependência química não pode ser tratada sem que nós falemos na família. Quem devemos ajudar primeiro? É importante que você coloque primeiro a máscara de oxigênio em si, antes de ajudar os demais. Se você tentar ajudar uma pessoa antes, você pode ficar inconsciente e, no final, não vai conseguir ajudar ninguém, nem a si mesmo.

— Obrigada!

Olho para ela com compaixão.

— Você não tem mais forças, não é, minha irmã?

Ela assente.

— Pois, lembre-se sempre da máscara do avião: primeiro, em você; depois, no seu filho ou quem quer que seja que você esteja tentando ajudar. Não é fácil, eu sei.

Continuo a palestra como sempre, me preparando internamente para os atendimentos individuais.

— Guia meus passos, Senhor!

Olho para a mulher que gritou e vejo que ela está bem interessada. Quem é ela?

Volto ao meu raciocínio e tento deixar para lá, ao menos por enquanto.

— Deixa-me dizer uma coisa, existe um dito *"mens sana in corpore sano"* de origem latina que significa "uma mente sã num corpo são", como se o ser humano fosse bidimensional. Portanto, somente seria preciso cuidar do corpo e da mente. Mas isso não é verdade. Precisamos conhecer melhor a natureza do ser humano.

Para isso, devemos buscar os ensinamentos da antropologia, a ciência que tem como objeto o estudo sobre o ser humano e a humanidade de maneira totalizante, ou seja, abrangendo todas as dimensões. Temos antropologia científica, teológica e filosófica.

## CAPÍTULO 1: ESTADO ATUAL

A natureza básica do ser humano aponta para a perfeição, já que, segundo a Bíblia, fomos criados à imagem e semelhança de Deus.

Neste sentido, a Bíblia, que é o livro mais vendido no mundo, vai ser nosso guia da antropologia teológica na missão de recuperação da família na dependência química.

Vamos lá!

Após a palestra, eu estou na sala de atendimento tomando um copo d'água, quando o rapaz que estava na primeira fila chega.

— Licença?

Ele entra tímido.

— Pode entrar, meu amigo. Qual o seu nome?

— Cláudio.

— Senta, senta...

O rapaz é bem afeiçoado, parece sério.

— É sua primeira internação aqui?

Ele assente, eu continuo.

— Eu tenho visto o seu interesse nas palestras dos doze passos, você quer ajuda?

— Muito.

— Fale-me sobre você, Cláudio! Por que você tomou a decisão de participar desse processo que estou oferecendo a vocês? Por que realmente você está aqui?

— Porque gostei muito de sua palestra e confesso que fiquei sensibilizado. Por isso, estou aqui, e espero apoio desse processo na luta contra as drogas e que ele traga melhorias e qualidade para minha vida.

— Qual a sua história?

Ele pigarreia um pouco e me pergunta:

— O senhor não ficou chateado com a Quina gritando no meio da sua palestra?

Fico curioso.

— Ah, então você sabe quem é ela? O que essa Quina faz aqui?

Ele ri de canto.

— O senhor não sabe?

— Não, não sei!

Tem alguma coisa a respeito dessa moça, mas o quê?

— Acho que o senhor deve descobrir sozinho.

— Entorto o pescoço e fico olhando para ele. Apesar de curioso, concordo.

— Melhor deixar para lá mesmo!

Mas não consigo de imediato.

O rapaz ficou com uma cara de deboche falando da mulher, o que será?

Retorno ao assunto da sessão:

— Então, Cláudio, desculpe, onde estávamos mesmo? Fale-me sobre você.

— Já faz um ano que saí das drogas.

Balanço a cabeça.

— Muito bom!

— Primeiro, eu fui alcoólatra e, depois, me perdi no crack. Perdi

## CAPÍTULO 1: ESTADO ATUAL

família, perdi emprego e dormi na rua.

Apenas movo a cabeça levemente, para que ele se sinta à vontade em falar. O que acontece, naturalmente.

— Eu tenho gostado muito de suas palestras, percebi que você entende do assunto. O senhor já foi dependente químico? O senhor disse que é engenheiro e empresário da construção, não é psicólogo, não é médico psiquiatra nem padre ou pastor, como pode entender desse "bagulho"?

Nego com a cabeça.

— Não do que você chamou de "bagulho", as drogas ilícitas como maconha, cocaína e tantas outras. Mas de drogas lícitas, sim.

— Hein?!

— Já fui dependente químico de duas drogas lícitas.

Ele fica boquiaberto e eu explico.

— Primeiro do álcool. Durante um período da minha vida em que eu tinha uma casa de praia e fazia uso abusivo do álcool, nos fins de semana, deixando consequências para minha saúde e minha família. Álcool é a droga mais pesada que existe. É uma droga depressora do sistema nervoso central e, infelizmente, é vista e aceita pela sociedade como uma coisa social, uma coisa festiva.

— Coisa estranha, não é?

— É, Cláudio, um veneno da vida real, que vicia e que somos encorajados a beber.

— Xiii!

— Depois, fui dependente da droga cloroquina. No ano de 1989, fui acometido por uma doença autoimune, lúpus discoides, um mal que apresenta lesões cutâneas avermelhadas que aparecem no rosto, na nuca ou no couro cabeludo. Estudos mostram que pessoas predispostas ao lúpus desenvolvem a doença no contato com o sol.

— Nossa, seu Ronaldo...

— É... Meu rosto ficou tomado de erupções cutâneas e, por orientação médica, fiquei impedido da exposição ao sol. Pelo dia, não podia ir à praia, andar a cavalo em minha fazenda, ficar em canteiro de obras a céu aberto ou em qualquer lugar que tivesse a radiação solar.

— Uau!!

— Os médicos explicaram que não havia tratamento para a cura e que eu tinha que aprender a conviver com a doença. Para uma simples saída de casa para meu escritório, eu tinha que colocar muito protetor solar, um chapéu de abas grandes e tomar cloroquina todos os dias.

— Cloroquina, quem diria...

Movo o queixo para baixo e continuo.

— Durante mais de três anos, passei a viver em regime de prisão domiciliar, o "fique em casa" somente que tendo de tomar cloroquina todos os dias. Resumindo, fui portador de dependência química dessa droga, hoje não sou mais.

— Caramba!

— Encontrei um novo propósito de vida vindo aqui, rapaz.

Ele me pergunta um tanto surpreso.

— Como assim?

## CAPÍTULO 1: ESTADO ATUAL

— Vixi! Minha história é longa.

Ele sorri pela primeira vez.

— A minha também, mas não quero falar sobre ela.

A maioria demora em se abrir por conta da vergonha ou culpa.

Decido me abrir um pouco, para ganhar a confiança dele.

— De onde será que eu começo? - indago.

— Do começo, ué!

Ele cruza os braços e estica as pernas para frente apoiando um pé sobre o outro, ficando numa posição confortável, de bom ouvinte. Noto que ele quer mesmo me ouvir.

— Eu sou o terceiro filho de uma família de dez e me sentia o mais rejeitado deles todos.

Ele se move para frente.

— Rejeitado? O senhor? Por quê?

Encho o peito, criando coragem de reviver meu passado.

— Estou na casa simples de meus pais, ainda quando criança, dez anos, ouvindo meus pais conversarem.

Depois que meu pai sai para trabalhar, minha mãe fala comigo.

— Lembra do dia que você nasceu, Ronaldo?

Balanço a cabeça em negação.

— Como é que eu ia saber? Não tem como eu lembrar!

Ela vive contando essa história e eu fico atento porque gosto de ouvir.

— Você nasceu no aniversário da sua irmã, eu estava cantando parabéns, aí faltou energia elétrica, escuridão total no bairro, comecei a sentir as dores do parto. Nós corremos para a maternidade.

Aceno para que ela continue falando.

Eu sei que sou o preferido dela, todo mundo fala que eu sou o filhinho da mamãe, mas me ferrei porque agora sou eu que sempre faço tudo o que ela quer.

Ela prossegue.

— Você foi o meu primeiro filho que nasceu na maternidade, em noite sem energia elétrica, de confusão, quando o seu irmão mais velho sumiu. Era noite de festa, mas de problema.

Ela ri.

Será que isso é bom? Nascer em noite escura e de confusão?

Minha mãe muda de assunto.

— Você tem que parar de ter medo das pessoas, Ronaldo.

Fico quieto.

— Onde já se viu? Esconder-se de visita?

— Qual o problema, se eu tenho medo de gente?

Por algum motivo, que não sei explicar, quando chega gente em casa, eu me escondo, é uma ameaça para mim. Nem o fotógrafo conseguiu me colocar no álbum de família.

Ninguém sentiu falta... Eu acho!

Conforme o tempo foi passando, todo ano minha mãe foi tendo mais um filho. E eu fui sentindo que ia ficando cada vez mais para trás. Eu sentia falta dela. E tinha pena, porque ela era uma mulher que vivia

## CAPÍTULO 1: ESTADO ATUAL

sempre doente e ainda tinha que passar por tantas gestações.

Num tempo em que todo o mundo era pobre, não tinha televisor e somente se preocupava com o prato de comida, as coisas eram bem mais simples.

Mesmo com o valor que meu pai recebia como servidor público da Receita Federal, conquistado por ter sido praticamente um herói de guerra nos campos de batalha da Itália, na Segunda Guerra Mundial, ele se formou em técnico de contabilidade e, dessa forma, conseguia uma renda extra, de maneira informal, para ajudar no sustento da família. Era um guerreiro.

Suspiro! E volto dos meus devaneios.

Vejo os olhos do Cláudio brilhando.

— E você, Cláudio? Quer me falar um pouco da sua família?

— Não, senhor, de jeito nenhum! Ele responde com veemência.

É quando eu vejo onde o problema começa.

Mudo de assunto, vamos dar tempo ao tempo.

— Nosso programa Engenharia de Vida na Dependência Química tem cinco passos, você prestou atenção na palestra, foi isso?

— Sim, senhor.

— Senhor está no céu!

— Sim, senhor... É, desculpe.

Rimos, eu continuo.

— Podemos falar do primeiro passo?

— Claro!

Aproximo a minha cadeira da mesa, ficando de lado em relação a ele, sem me colocar como ameaça, mas apoio.

— No primeiro passo, temos o que se chama "Estado atual". Em que se faz uma profunda reflexão sobre seu estado de consciência da situação de vida atual.

Ele abre o caderninho e aponta para suas anotações, eu observo.

— A Jornada dos 12 passos!

Uma adaptação dos 12 passos de Narcóticos Anônimos, que consiste em um conjunto de princípios espirituais que, se bem praticados, levam o adicto a refletir sobre sua relação consigo mesmo, com as pessoas do seu entorno e com um eu superior, o que temos de eterno, nossa consciência superior.

— Muito bem! Já sabe de cor e salteado? Me dá uma aula!

— Eu?

— Ué, por que não?

Ele se sente um pouco envergonhado, mas sei do quanto ensinar algo faz com que o camarada aprenda e reforce o próprio conhecimento.

O estimulo mais.

— Vai que um dia você vai estar lá na frente proferindo palestra no meu lugar?

— Eu? Não, senhor, quero dizer, eu não!

Rio alto e gesticulo para que me responda.

— Como você compreende o chamado, o número 1 aí do seu caderninho?

## CAPÍTULO 1: ESTADO ATUAL

Ele se balança um pouco e começa a responder.

— Eu tive que admitir para mim que era impotente diante das drogas e que eu tinha perdido o domínio da vida. É um passo de posicionamento perante a doença, para que se reconheça a doença e a dependência química.

— Hum!

Ele abaixa a cabeça alguns segundos, visivelmente chateado, mas depois volta a falar.

— Foi muito difícil reconhecer que eu precisava de ajuda, sabe? Eu queria ajuda, mas tinha vergonha de pedir, não sabia como. Ainda mais para minha família e conhecidos...

Ele suspira e depois continua.

— Entendi que não era somente dependência, mas uma doença mesmo, resultado de hábitos ruins, falta de lidar com minhas emoções. Minha vida estava toda bagunçada, tinha que parar com as drogas, me consertar como homem.

Ele abaixa a cabeça de novo.

— Não vamos esmorecer aqui, meu rapaz! É o seu primeiro dia comigo!

Vou logo para o próximo ponto, não dando tempo de ele se envergonhar ou coisa do tipo.

— E o número 2, como você entende?

Ele titubeia um pouco, olhando para o lado de fora da janela, logo atrás de mim.

— O segundo passo é o voltar a acreditar. É um chamado para algo maior. Tive que acreditar em um poder superior para ter minha sanidade de volta.

— O que você fez?

Ele respira.

— Aceitei o poder superior como a minha espiritualidade, os grupos de autoajuda, os profissionais da saúde, minha família e até os amigos. Assumi que não ia conseguir me livrar das drogas sozinho.

Movo a cabeça em concordância.

Ele segue.

— E a grande sacada é ser humilde.

Fico em silêncio para não interromper seu raciocínio, apenas ouço.

— Nesse caso quer dizer assumir minhas limitações.

Fala bem o rapaz!

Concordo.

— É isso aí. Está indo bem, continue, por favor!

Ele fala, agora um pouco mais solto.

— O número 3, que diz "Decidimos entregar nossa vontade e nossa vida aos cuidados de Deus, na forma em que O concebíamos", é o confiar que a ajuda oferecida vai me fazer vencer a dependência química.

— Hum!

— Medo, dúvidas, a gente tem que enfrentar com paciência. A confiança é o combustível da terapia, apesar do risco de recaídas. Eu tive que querer abrir mão do vício no caminho do espiritual.

Interponho-o.

## CAPÍTULO 1: ESTADO ATUAL

— E como foi isso para você?

Ele espreme os lábios e balança a cabeça em concordância.

— É..., eu tive que ter fé em Deus, em mim... Deus somente age naquilo que não posso fazer.

— Sim.

— Então, decidi entregar minha vontade nas mãos de Deus. No começo foi bem difícil, mas eu fui conseguindo. Quer dizer, ainda estou conseguindo. É uma luta.

— E o número 4?

Ele me olha com brilho nos olhos.

— Eu tenho a impressão que o número 4, que diz "Fizemos minucioso e destemido inventário moral de nós mesmos" é o mais difícil, dá medo. Não é fácil fazer essa análise, olhar para dentro.

— Sei.

Ele prossegue confiante.

— Eu acho que é o que está acontecendo, justamente agora. Estar com você, querendo falar das minhas falhas, o que causa meus problemas.

Bingo!

— Fico feliz que veja dessa forma, Cláudio, porque é justamente para isso que estou aqui. Para ajudar você e todos os que estiverem abertos para isso.

Percebo ele soltar o ar do peito com força e continuo.

— Número 5?

Ele entorta o pescoço rapidamente para o lado.

— Bom, o 5º passo é complemento do passo anterior. É o posicionamento que diz: "Admitimos perante Deus, perante nós mesmos e perante outro ser humano, a natureza exata de nossas falhas". Eu acho que já completei, porque tomei consciência do que quero fazer na vida.

— Como é isso? Me dê um exemplo.

— A ferramenta SHAZAN, por meio de perguntas, me fez ver as respostas em mim mesmo, de tudo o que aconteceu de ruim na minha vida. Foi duro, mas valeu a pena.

— Fale-me mais do que você entendeu com essa ferramenta, Cláudio.

Noto que ele se sente mais seguro ao falar.

— Nessa ferramenta, vi os três fatos ruins da minha vida, como me senti, como afetou a minha vida. Mas vi também quais foram os três fatos bons. Resumindo: descobri o significado de quem sou hoje e que não fiz somente coisas ruins na vida. Também fiz coisas boas.

— Parabéns. É mesmo a parte mais difícil.

Movo o queixo para baixo e reforço:

— Parabéns!

Sem que eu precise questionar, ele dá sequência aos 12 passos.

— Bom, o número 6, "Prontificamo-nos inteiramente a deixar que Deus removesse todos esses defeitos de caráter", é um passo de ação, sem isso não tem mudança.

Tusso, sem querer.

Quem será aquela mulher, meu Deus? Será que ela precisa de

## CAPÍTULO 1: ESTADO ATUAL

ajuda? É paciente? Não, não pode ser.

Balanço a cabeça e volto minha atenção plena ao paciente.

— Continue, Cláudio.

Ele obedece.

— Pedi a Deus para arrancar meus defeitos, sabe? Com sinceridade. Senti-me mais leve e fiquei motivado, para ir ao grupo de recuperação, ao médico ou psicólogo, igreja etc. Parei de fugir dos problemas.

Simulo bater palmas, ele não para.

— Esse passo me fez entender de imediato o 7º passo, que diz "Humildemente rogamos a Ele que nos livrasse de nossas imperfeições". É o que faço em minhas orações.

— Cláudio, o Ele se refere a um poder superior, que pode ser uma figura divina ou não. Quando você está na sua "adicção", seu poder superior é a droga.

Ele fala em tom firme.

— Eu acredito em Deus.

Silêncio por alguns segundos... Entreolhamo-nos e ele suspira.

Eu questiono.

— Se você diz que acredita em Deus, mas usa droga, isso quer dizer que o seu poder superior é a droga, não é Deus. Simples assim.

Ele suspira.

— Ai, ai.

— Você se sente pronto para sair para o mundo e saber quem é o seu Eu superior?

— Sim, mas ainda tenho medo.

— Por que, Cláudio?

Ele levanta e se aproxima da janela por um momento, ficamos em silêncio alguns segundos.

— Fique à vontade, garoto!

Ouço-o respirar fundo e voltar à cadeira, ele se levanta e olha para mim.

— Eu já saí algumas vezes por conta do trabalho e eu sei o quanto essa liberdade me coloca próximo das drogas. A falta de perspectiva na vida faz parecer que a droga seja a única perspectiva lá fora.

— E o fato de você estar aqui hoje te leva para a próxima posição.

— Talvez.

Fico quieto, tentando encorajá-lo na sua fala. Funciona.

— Você já chegou no passo número 8? Deu cumprimento ao que diz: "Fizemos uma relação de todas as pessoas a quem tínhamos prejudicado e nos dispusemos a reparar os danos a elas causados".

— Já, sim. Mas, na lista dessas pessoas que eu prejudiquei, eu acho que o primeiro nome tem que ser o meu mesmo.

Ele faz uma pausa, olhando para baixo e, depois, volta a falar, suspira.

— Porque se teve alguém prejudicado fui eu. E, depois, vem uma penca de gente, principalmente minha mãe, família, vizinhos. É muita gente que tenho de procurar, pedir desculpas. Eu sei que tem gente que não vai acreditar e nem aceitar minhas desculpas. Mas me sinto pronto para agir... Como o Filho Pródigo.

Uau, o rapaz é bom mesmo!

## CAPÍTULO 1: ESTADO ATUAL

— Como assim?

Ajeito-me na cadeira, interessado em sua resposta.

— Sabe de uma coisa, seu Patriota, aquela sua palestra sobre o Filho Pródigo foi importante na minha recuperação, mexeu muito comigo!

— Fico feliz por isso!

Aproximo meu corpo para frente e continuo.

— Intriga-me o quanto é mal explicado por alguns líderes espirituais o que está escrito no capítulo 15 do livro de Lucas. Uma história de redenção, na qual um jovem retorna à casa dos pais, após um longo período de vida desregrada, extravagante e de desperdícios.

Olho para o paciente, que continua atento e prossigo.

— E depois da dor, veio o clamor verdadeiro diante do pai: "Pai, pequei contra o céu e perante Ti, e já não sou digno de ser chamado teu filho". Ele não justificou... ele simplesmente confessou. Não se vitimizou. Foram somente três orações.

Meu novo paciente se manifesta.

— Foi aí que aprendi uma grande lição. O arrependimento acontece quando a gente não se justifica, nem se coloca como vítima, mas sim quando confessa. Então, compreendi a misericórdia de Deus.

Sinto vontade de aplaudir, mas me contenho, é a primeira sessão ainda. Depois vai ficando mais leve.

Às vezes, até divertido.

— É isso mesmo, Cláudio. Somente existe a misericórdia quando existe o arrependimento e a confissão. É o que está dito no provérbio

28:13, "O que esconde os seus pecados não prospera, mas quem os confessa e os abandona encontra misericórdia".

Ele se estica, alongando os braços para cima.

— Isso é forte!

— Por isso, o Pai disse aos seus servos: "Trazei depressa a melhor roupa; e vesti-lo, e ponde-lhe um anel na mão, e alparcatas nos pés". O pai nem perguntou quais foram seus erros, fez a festa, a misericórdia.

— Então, daí que aprendi que o usuário de drogas que não se arrepende e vem com justificativa, com "mi mi mi", é porque seu eu superior não é Deus e sim a droga. E é ela que vai dominar a sua vida.

Eu ri do "mi mi mi".

— Muito bom!

Suspiramos juntos, então, ele fala.

— Pura verdade. Tenho visto muita gente dizendo que acredita em Deus, mas em verdade nem sabe o Deus que domina a sua vida; por isso, as recaídas. E o número 9, em que diz "Fizemos reparações diretas dos danos causados a tais pessoas, sempre que possível, salvo quando fazê-lo significasse prejudicá-las ou a outrem", é o perdão. Tem que ter cuidado para discernir quais reparações podem ser feitas.

Ele abaixa a cabeça, parecendo cansado.

Tento dizer algo que o motive.

— Eu vou ajudar você, vamos fazer uma estratégia juntos, mas antes do próximo passo, me fale os três últimos degraus.

## CAPÍTULO 1: ESTADO ATUAL

Cláudio agora olha para fora, como se pensasse em algo, antes de responder.

Eu aguardo, em silêncio.

Então, ele solta.

— Bom, eu entendo que o número 10, "Continuamos fazendo o inventário pessoal e quando estávamos errados nós o admitíamos prontamente", é a manutenção, porque a dependência química é uma doença complexa, de difícil tratamento e muita recaída.

Respiro fundo.

— E como foi para você?

Ele balança a cabeça, pensativo.

— Foi onde eu me encontrei. Todas as noites, antes de dormir, faço meu relatório, escrevo como tem sido o meu dia todo.

— Continue!

— Comecei a perceber que algumas coisas tinham sido malfeitas, tinha que pedir desculpas a alguém. Não estava cumprindo meus compromissos do dia e estava procrastinando minhas tarefas por falta de autoestima e segurança.

— Gostei, rapaz. Muito bem!

Ele balança a cabeça e segue me explicando.

— Tudo isso me deixou consciente do quanto estava sendo desonesto comigo mesmo, estava me distanciando dos meus ideais. Essa reflexão me ajuda na programação da agenda do dia seguinte, para que eu não volte a repetir os mesmos erros e não respeitar a mim e aos outros.

— E o próximo passo?

Cláudio remexe o corpo, parece realmente cansado.

— Coragem, meu rapaz, eu sei que cansa, mas as próximas sessões ficam mais leves, eu prometo!

Ele me olha e esboça um leve sorriso.

Depois, responde:

— O número 11 diz: "Procuramos, através da prece e da meditação, melhorar nosso contato consciente com Deus, na forma em que O concebíamos, rogando apenas o conhecimento de Sua vontade em relação a nós e forças para realizar essa vontade".

— Qual foi seu entendimento nesse passo?

Agora eu mudo a posição na cadeira, tentando relaxar meu corpo.

Ouço atento:

— Foi no entendimento desse passo que comecei a pensar na palavra de Deus, ela mostra o que precisa entrar no coração e traz paz.

Como ele se expressa bem. Como alguém tão inteligente e que fala com esse nível de consciência veio parar aqui?

Ele dá sequência contando suas percepções:

— Busco ser uma pessoa melhor, cura diária e inspiração, logo depois de acordar, abro a bíblia, leio alguns versículos e fico um tempo pensando. Isso me deixa mais confiante.

— Gostei! Já quer falar do último passo?

— Sim, o número 12, "Tendo experimentado um despertar espiritual, graças a esses passos, procuramos transmitir essa mensagem aos portadores da dependência químicos e praticar

## CAPÍTULO 1: ESTADO ATUAL

esses princípios em todas as nossas atividades", é o passo da caridade e do amor.

— Como você vivenciou isso?

— Hum!

Ele entrelaça as mãos à frente de seu corpo e fica pensando alguns segundos.

Depois, diz:

— Esse passo é o que me motiva a acordar animado, tentando ser uma pessoa melhor, ajuda a entender que não preciso de substância nenhuma para ficar animado.

— Parabéns, Cláudio!

Ele assente e conta ainda mais:

— Eu fico feliz quando consigo levar a mensagem de que vale a pena viver sem álcool, maconha, cocaína, crack.

— Uau, está vendo? Um dia vai proferir palestra.

Ele ri.

— Imagina, seu Ronaldo.

— Vai sim!

Ele olha de canto e alfincta a minha curiosidade outra vez.

— Já pensou, eu proferindo palestra e alguém grita, igual a Quina, no meio do meu discurso? Eu nem ia saber o que fazer.

Quem é essa Quina afinal? Penso, mas decido não perguntar.

Olho no relógio e vejo que já estamos quase no fim da sessão.

— Continue, Cláudio, por favor.

Ele obedece.

— Hoje até penso que, mesmo as pessoas que não usam drogas, deviam fazer estes doze passos. Afinal, a gente sempre está atrás de algo melhor em todas as áreas da vida, principalmente na vida profissional e pessoal.

— Este 12º passo é o fechamento de tudo.

(Bato palmas para o rapaz! Ele fica um pouco sem jeito).

— Gostei de você, Cláudio. O nosso tempo de hoje já está acabando, mas na próxima sexta-feira vamos trabalhar seus sonhos.

Ele fala para o ar, sem jeito.

— Sonhos? Eu?

E suspira!

Tento motivá-lo.

— Você já sabe exatamente onde está. Já entendeu com clareza o seu momento atual. Já reconheceu que não é plenamente onde você gostaria de estar e, por isso, é hora de mudar.

— É... parece rápido!

Olho fundo em seus olhos.

— Não... Nós vamos devagar, eu garanto para você que eu vou te levar até o último passo e o último degrau dessa jornada, meu filho.

— Filho?

Percebo que ele ficou desconfortável. Por que será?

Ele se levanta, damos um aperto de mão, ele pergunta novamente com jeito meio irônico.

— O senhor não vai querer saber quem é a Quina?

## CAPÍTULO 1: ESTADO ATUAL

— Claro que sim, você vai me dizer agora?

Ele ri e abaixa a cabeça.

— Acho que falei demais, é melhor mesmo o senhor conhecer ela pessoalmente.

— Você acha que ela vai vir aqui?

Ele responde longamente.

— Ah, vai...

Ele se vira para sair.

Volto a chamá-lo:

— Cláudio?

Ele vira para mim.

— Deus abençoe você. Você vai ser abençoado ricamente, eu tenho certeza disso.

Ele dá um sorriso de forma tímida, mas parece feliz.

— Obrigado!

— De nada!

Fico olhando o jovem ir embora e reflito sobre o Estado Atual.

Não é fácil mudar, mesmo para quem não tem nenhuma dependência química, quem dirá para quem tem um corpo implorando por uma substância o tempo todo.

É preciso muita fé, coragem e, se possível, pessoas dispostas a ajudar esses indivíduos, uma vez que suas famílias não têm preparo para isso, nem estrutura psicológica e emocional.

No tempo em que estou atuando nisso, já percebi que, não importa se uma pessoa é rica ou pobre, estudada ou analfabeta, jovem ou velha, todos ficam perdidos, sem apoio e no fundo do poço.

Olho para a janela em direção ao céu, como se pudesse falar com Ele.

Que o Senhor me ajude a ajudar esse rapaz! Vamos embora, Senhor, saindo do poço!

# CAPÍTULO 2

# ESTADO DESEJADO

"Saiba que são suas decisões – e não suas condições – que determinam seu destino."

(Anthony Robbins)

# 2

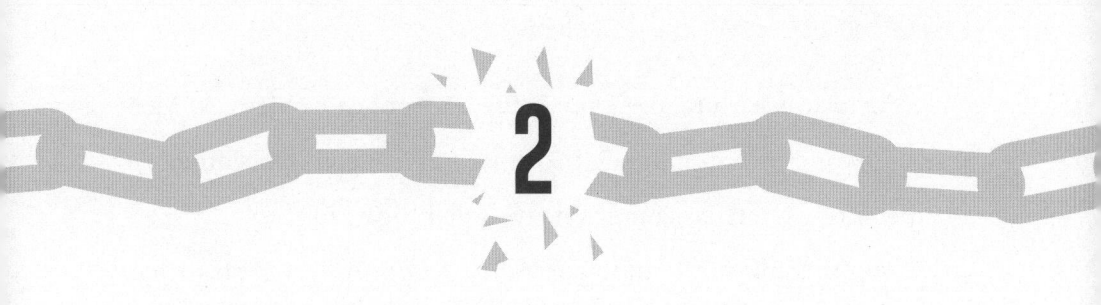

O que é o estado desejado?

A maioria de nós, especialmente, as pessoas da minha geração, a Baby Boomer, e os da geração X, como meus filhos, passaram a vida sonhando com coisas, como: casa própria, um bom carro, bom emprego, boa formação profissional, família, bons relacionamentos e até uma casa na praia, uma ou mais viagens por ano, passeios, restaurantes e coisas do tipo.

Embora esses anseios possam mudar um pouco de geração em geração e de acordo com a evolução da sociedade, todo ser humano precisa ter sonhos para se sentir motivado a levantar da cama e ter anseios para trabalhar.

É comum, quando se é adolescente, sonhar com a carteira de habilitação. Quando se é um pouco mais velho, é natural querer o diploma universitário. Uma vez adquirido o diploma, se almeja o primeiro emprego ou o próprio empreendimento.

Assim, também, ocorre com homens e mulheres numa determinada fase da vida, o desejo de se tornarem pais ou mães.

A vida do ser humano é motivada por sonhos e objetivos. Metas que, dia após dia, grandes ou pequenas, servem como incentivo para superar os problemas comuns de qualquer indivíduo.

Todos os dias, quando acordamos, temos que encarar dificuldades que, vez ou outra, diferenciam de acordo com a fase que se está passando: necessidade financeira, afetiva, alguém que se foi, uma discussão com um bom amigo, a insatisfação profissional, falta de saúde etc.

Se todos nós temos problemas, assim como desejos e anseios, qual a diferença para alguém que está numa situação de dependência química?

O portador de dependência química perde a capacidade de sonhar. Seu vício é avassalador e toma conta de sua mente e de seu corpo de forma tão cruel, que a pessoa simplesmente não consegue mais sobrepor nenhum desejo ao vício, nenhum anseio ou sonho é capaz de ser maior do que a vontade compulsiva de consumir a droga. A dependência é dilacerante e mata os sonhos, aos poucos, substituindo todas as necessidades do indivíduo.

Por este motivo, é que insisto em dizer que a maior crueldade que a sociedade tem feito há anos é afirmar que a dependência química não tem cura.

O vício em si já é grandioso, suficiente para minar as vontades do ser humano. Ele precisa saber que ele tem cura sim! Esta cura começa quando se obtém ajuda para olhar para aquilo que o feriu de morte em algum momento da vida e que o levou às drogas, de forma in-

## CAPÍTULO 2: ESTADO DESEJADO

consciente. Paralelamente, quando o dependente consegue se abster das drogas e, ao mesmo tempo, trabalhar a sua ferida interior, ele precisa reaprender a sonhar.

Venho trabalhando com ex-portadores de dependência química há anos e já vi dezenas de pessoas se curarem das drogas e sonharem novamente, mesmo que seja algo pequeno como estudar, trabalhar ou ter um relacionamento afetivo, não importa, mas é essencial que a pessoa possa sonhar novamente, criar objetivos e acreditar neles.

No capítulo anterior, falei sobre o Estado atual, o ponto A, em que uma pessoa se encontra. Agora chegamos ao estado desejado, chamado de ponto B, em que se pretende chegar para se reconstruir dentro da sociedade.

Se você é um familiar, amigo ou parceiro ou parceira de um ex-portador de dependência química, desenvolva a sensibilidade e generosidade para motivar esta pessoa a sonhar novamente. Não desista e não aponte os erros do passado dela, muito menos diga que ela não vale nada ou que vai ter uma recaída, pois isso é tudo que um ex-portador de dependência química não precisa ouvir.

O ser humano necessita sonhar e, independentemente do seu passado, ele tem direito a isso. Este é o segundo passo da cura definitiva da dependência química.

Eu acredito na cura dos meus ex-portadores de dependência química, porque os vi sendo curados e chegarem ao estado desejado, sem qualquer recaída, simplesmente realizando os seus sonhos como outras pessoas, com um passo de cada vez.

Assim como você gosta que acreditem em você, acredite no ser humano esquecido e marginalizado por trás de um ex-portador de dependência química. A vida agradece.

Eu estou andando e falando ao telefone ao mesmo tempo:

— Pode contratar o homem. Por que não?

Um funcionário, do outro lado da linha, insiste no fato do candidato parecer ser homossexual.

— Rapaz, se o cabra é macho ou não é, isso não é problema nosso, o que importa é a capacitação dele como profissional e o caráter.

Alguém passa e me cumprimenta, do lado de fora da Instituição.

Eu aceno e continuo falando:

— Depois nos falamos, pode contratar o rapaz. Até logo!

Balanço a cabeça para os lados, inconformado:

— Mas que preconceito bobo, meu Deus!

Guardo o telefone no bolso e entro.

Foco, Ronaldo! Foco! – penso.

Já na minha sala de atendimento pessoal, estou à espera do primeiro portador de dependência química do dia.

Ando de um lado para o outro, talvez ainda incomodado com o assunto do último telefonema.

Suspiro e falo comigo mesmo:

— É, Ronaldo, o foco agora é nas pessoas aqui.

"Elas têm mais problemas do que você".

Pego-me chacoalhando a cabeça para os lados mais uma vez.

## CAPÍTULO 2: ESTADO DESEJADO

Leio na ficha sobre a mesa o nome do primeiro atendimento: Joaquim!

Este eu ainda não conheço pessoalmente. Suspiro!

Somente quem acompanha a dor dessas pessoas é capaz de entender. Não tem como não rever a própria vida e perceber como a gente reclama de barriga cheia.

Vejo aquela mulher, a Quina! É ela!

Ou será um homem? É isso que o Cláudio não teve coragem de me contar?

Ele ou ela entra:

— Com licença!

— Bom dia, pode entrar. Você é... é... Joaquim?

Ela me ajuda, estendendo a mão.

— Quina, de Joaquina, satisfação! Eu sou trans. Mas meu propósito aqui é a recuperação das drogas.

— Satisfação, Quina, pode se sentar.

Ela senta e cruza as pernas, elegante como mulher.

Então era isso...

Eu me sento na frente dela e tento quebrar o gelo.

— Essa é a primeira sessão de uma série que vamos ter, certo, Quina?

Ela concorda e brinca:

— Se não fosse, certamente, o senhor não me ajudaria a ficar limpa e recuperada.

Caio no riso.

Ela definitivamente consegue quebrar o gelo melhor do que eu!

É, confesso que não esperava uma mulher com o nome de Joaquim.

— Joaquim é nome de batismo, mas já tem alguns anos que eu mudei.

— Estou vendo.

Ela cruza as pernas para o outro lado e joga os cabelos para frente, acho que está querendo parecer a Sharon Stone em *Instinto Selvagem*.

— Fale-me sobre você, Quina. Afinal, agora, lhe vejo como uma mulher.

Ela pigarreia um pouco e fala com desenvoltura.

— Já faz uns três meses que vim para cá, tenho problema com álcool e crack, às vezes, sabe, Doutor?

— Não precisa chamar de Doutor, não.

— Hum!

Ela me olha de cima a baixo.

Será que a danada vai querer flertar comigo, meu Deus do céu!

E ela volta a falar, se esticando toda para frente, como se já fôssemos íntimos.

— Senhor Ronaldo, o senhor tem noção de que me jogaram naquele dormitório cheio de homens?

Eu entorto o pescoço para o lado e espremo as sobrancelhas.

— Mas não seria o certo? Aqui não é uma comunidade somente para homens?

Ela se remexe toda.

## CAPÍTULO 2: ESTADO DESEJADO

— Doutor, eu vou ficar sem sexo no meio daquele monte de homens? O senhor acha que pode? Eu queria ir para a ala das mulheres, mas a organização diz que eu sou homem. É um problema sério! Tem que ter uma ala somente para transexual. Não acha?

Não consigo conter o riso.

— E o que você tem feito?

Ela dá um risinho de canto e faz cara de deboche, cantarolando:

— Eu faço escondido...

Mas o que essa danada está fazendo aqui na minha sala afinal? – penso.

— Quina, me diga uma coisa, por que você veio falar comigo? Por que realmente você está aqui?

— O senhor não ajuda todo mundo aqui?

— Ajudo a sair da dependência química, não a sair da safadeza. – falo brincando.

Ela remexe a cabeça para os lados e me encara:

— Então eu quero a sua ajuda!

— Certo!

Fico encarando a danada um tempo.

— Você trabalhou bem os 12 passos, senhorita Quina?

— Já, sim, já passei por ele. Mas o meu problema maior está sendo o dormitório.

Que raios estão rolando nesse dormitório? – o pensamento me invade.

Cruzo os braços e decido ouvir o que ela tem a dizer:

— Diga-me, então, dona moça, qual é o grande problema?

Ela se remexe toda e se aproxima mais uma vez para frente.

— Doutor... Eu me apaixonei por um rapaz bonito demais aqui, mas ele finge que não me vê.

— Certo...

— Algumas noites eu vou à cama dele e tento me aproximar para abraçar e fazer sexo, mas sem sucesso.

Jesus, Maria, José...

Antes que ela termine de falar, eu me engasgo e tusso com a informação:

— O quê?

Ela ri e continua, sem cerimônia.

— Pois é. Ele finge que está dormindo. O senhor acredita? Ele é bem disciplinado e a organização não permite. Quem é pego fazendo essas coisas é expulso da casa.

Engulo seco, tossindo, tentando digerir o problema da moça:

— E de que forma você espera que eu o ajude?

Deus do Céu!

— Eu quero ter alguém para conversar sobre o meu problema.

— Prossiga!

Por essa eu não esperava! Pior que a danada é bonita!

Ela continua conversando comigo, como se fôssemos amigos íntimos nos reencontrando:

— As pessoas aqui não querem saber da dificuldade que é a abstinência da droga e do sexo ao mesmo tempo. O senhor acha que é fácil? A ansiedade vai lá em cima.

## CAPÍTULO 2: ESTADO DESEJADO

Faz sentido! – pensei.

— Mas a senhorita já pensou se todo mundo fosse aliviar a ansiedade no sexo aqui dentro? Ia virar uma orgia!

Ela me olha de canto e comenta com sarcasmo.

— E o senhor acha que vida de bicha é fácil?

Forço-me para segurar o riso.

Ela prossegue.

— A gente sofre um processo de negação de humanidade. Fazer o quê? Aqui tem muito é punheteiro.

Bato a mão na testa:

— Você tá brincando?

Ela balança a cabeça para cima e para baixo e levanta a mão:

— Euzinha aqui tô ajudando alguns daquele dormitório.

Mas que safada!

— E "tá" sofrendo por causa de um rapaz que está fugindo de você?

Ela abaixa a cabeça fazendo cara de triste.

— É...

— Eu não acredito!

Eu mudo de posição na cadeira e tento entender melhor a situação.

— Você está falando sério comigo, Quina? Esse é o seu maior problema aqui?

Ela fica mais séria e responde agora com a voz mais grossa.

— Senhor Ronaldo, o senhor acha que é fácil a vida de transexual? Primeiro que ninguém escolhe ser gay. Eu penso que a pessoa que escolher ser gay é muito burra, pois vai ter que comprar briga o tempo todo e com todo mundo, principalmente na família e no trabalho.

Lembro-me do telefonema, que nem se tratava de um transexual, mas apenas de uma desconfiança por parte de um funcionário sobre a sexualidade do candidato.

— Tenho certeza que não é fácil, mas estou tentando entender como eu posso ajudar você de verdade. Eu não entendi ainda.

Ela me olha com afeto.

— O senhor vai me ajudar de verdade?

— Claro!

— O senhor não se importa de eu ser trans? Eu me sinto uma mulher e há muito tempo desejo fazer uma cirurgia para mudar de sexo. Já tenho um processo em andamento, somente falta o dinheiro e ficar limpa para realizar a cirurgia.

— Não! Não me importo com a sexualidade de ninguém. Em verdade, respeito muito. Afinal, eu entendo que muita gente sofre e se perde por causa da orientação sexual.

Eu continuo...

— Não me conformo, pois isso não é o fim. Conheço gays que têm atributos maravilhosos e são bons cidadãos, gente com senso de justiça, bondade, caridade, piedade etc. Tem mais, viver homossexualidade no Brasil não é crime, mas um direito. Prática criminosa é a pedofilia, prostituição infantil, aliciamento de menores, estupro etc. Homossexualidade não é uma justificativa para as pessoas não viverem.

## CAPÍTULO 2: ESTADO DESEJADO

Ela solta o ar do peito com alívio, estica o corpo para frente e fica boquiaberta.

— Obrigada, seu Ronaldo!

Fico olhando para ela, em silêncio.

— O que trouxe você aqui, Quina? O que fez você se refugiar na bebida e na droga?

Ela fica com os olhos cheios de lágrimas.

— Em uma de suas palestras dos 12 passos, você falou que o vício é a ânsia de reencontrar o que foi perdido. E aí, caiu a ficha para mim. A rejeição e o abandono da minha mãe.

— Sua mãe?

Ela balança a cabeça.

— Segundo uma tia que me criou, minha mãe não aceitou a gravidez, quis abortar e, logo depois do meu nascimento, me abandonou e sumiu.

— Sinto muito, Quina.

Ela assente e continua.

— E ainda, segundo minha tia, ela me amaldiçoou dizendo "Toma conta que esse somente vai dar para o que não presta". Nunca mais tive notícia dela. Meu pai ficou com dois irmãos meus e eu, com a tal tia. Sempre achei que não era bem-vinda no mundo. Tive que sair cedo de casa e ir para as ruas trabalhar.

— Hum!

— Quantos anos você tinha?

— Dezesseis.

Ela fica olhando para o lado de fora da janela, atrás de mim, pensativa.

Ficamos uns segundos em silêncio.

Ela volta a narrar suas dores.

— Eu tenho consciência de que comecei a beber, usar cocaína e, depois, crack por causa da prostituição, uma forma que encontrei de sobreviver no começo da vida, pois há muitas dificuldades para um transexual de conseguir trabalho. Agora, quero sair daqui limpa das drogas e começar vida nova. Sou técnica em enfermagem e posso trabalhar em diversas áreas da saúde, quero me especializar em serviços de urgência e emergência.

— Parabéns, Quina, sua formação é incrível!

Ela assente e volta à narrativa de sua vida.

— Acho até que foi a única forma de ser respeitada. Mas eu ia deixar de ser quem eu sou por causa da minha família? Eu não sofro por ser trans, mas pela sociedade em que vivo. E, mesmo assim, apesar das dificuldades, encarei tudo, tive minhas derrocadas, mas também eu amei, sorri e alegrei-me, e fiz do meu jeito.

— Você fez certo.

Ela balbucia.

— O senhor acha?

— Claro. Tanta gente que não se assume e entra nas drogas por isso. Casa e fica a vida inteira traindo o parceiro ou a parceira e mentindo para os filhos, pais, amigos...

Ela sorri e muda de assunto.

## CAPÍTULO 2: ESTADO DESEJADO

— Será que é o caso do meu moço bonito?

— Como é o nome dele?

— O senhor não conta para ninguém?

— Claro que não, né?

Ela cochicha colocando as mãos em volta da boca.

— Cláudio.

Ai, meu Deus! O moço da semana passada.

— Ah, sim!

— O senhor sabe quem é?

Desconverso.

— Acho que sei, não tenho certeza.

— O que eu faço, Doutor?

— Não sei. Acho que o seu foco é se libertar do álcool e do crack, depois você pensa nisso daí. Até porque, quando você sair daqui, vai arrumar outra pessoa, não?

— É... Pode ser – ela sorri.

— Mas e seus pais? Já conseguiu perdoar?

Ela suspira.

— Acho que não.

— Misericórdia, Senhor!

Acredito que não temos compreensão o bastante sobre o que é certo ou errado e não devemos ficar na posição de quem julga. Já são tantos julgando que muitos se perdem por isso, a começar dentro de casa, pelo pai, pela mãe, tios, avós, irmãos.

— É um abandono completo!

Despeço-me da Quina, olhando no relógio.

Já está na hora dele chegar! – concluo.

Tento fazer com que a Quina se apresse em sair da sala, mas ela gostou da sessão e continua falando:

— Eu posso voltar semana que vem, então, senhor Ronaldo?

Concordo com a cabeça.

— Claro, senhorita Quina, estou aqui para isso. Até semana que vem!

Ela fala cantarolando e movendo os ombros.

— Obrigada!

Vejo Cláudio chegar atrás dela.

Ele entra todo sério.

— Posso entrar, seu Ronaldo?

— Sim!

A Quina faz um jeito de tímida encarando o rapaz.

— Não acredito!

Finjo que não sei de nada e prossigo.

— Vamos sentar, Cláudio!

Eu fecho a porta e volto à minha cadeira.

— E então, como foi a semana?

Ele olha para trás, como se quisesse falar algo da Quina, mas fala outra coisa.

—Tudo bem, seu Ronaldo. Estou tendo problemas com algumas funcionárias aqui da Instituição.

— Como é que é isso?

## CAPÍTULO 2: ESTADO DESEJADO

Somente problema, cada semana é um *flash!*

Fico curioso.

Ele continua.

— Ah, o senhor sabe, já faz um ano que eu estou aqui. E, desde o mês passado, a direção me chamou para trabalhar aqui na comunidade, de motorista, voltar para a faculdade e concluir meu curso de agronomia. Sinto que as coisas estão indo na direção certa.

— Sim, é isso mesmo!

Ele respira com alívio e eu completo.

— Você profetizou quando elegeu seus sonhos. A força maior da profecia não é predizer o seu futuro, mas construí-lo. Vai dar tudo certo!

Ele fecha um pouco o semblante e desabafa.

— Aqui, a gente perde a privacidade totalmente, sou muito vigiado.

— Certo!

Fico olhando para ele, que parece desencorajado a continuar.

— Desembucha, rapaz!

Ele limpa a garganta e solta rapidamente.

— Eu me apaixonei pela professora que dá aula no mesmo lugar onde eu trabalho, na horta.

Olha a novidade! Eu digo, cada semana nesse lugar é um *flash!* Movo meu corpo para frente.

— Mas isso não é bom?

— Não sei!

Ele olha para baixo.

— Por que não sabe?

Ele entrelaça as mãos sobre seu colo e move os dedões um no outro.

— Ela é casada, seu Ronaldo.

Bato a mão na testa outra vez.

— Mas isso aqui virou um consultório amoroso hoje?

— Oi?

Ele olha para trás, como se ainda pudesse ver a Quina.

— Nada não, Cláudio, apenas eu achei engraçado. Conta-me mais da sua situação, qual o problema afinal? A moça ser casada ou a funcionária da Instituição?

— As duas!

Ele vai pôr um par de chifres no marido da professora antes de eu terminar o processo de *Coaching* com ele. Quer apostar?

Penso com meus botões e volto o foco para a sessão.

— Continue, Cláudio!

— Posso falar mesmo, seu Ronaldo?

Respiro fundo e ponho as mãos atrás do pescoço um instante.

— Conta-me esse negócio aí, Cláudio, não estou entendendo nada.

— O pessoal da Instituição fica me vigiando, 24 horas por dia, fica difícil eu ficar com a professora.

— Hum! Mas vigiar faz parte do trabalho deles, né?

Ele gesticula com as mãos, impaciente.

— Mas eu já estou aqui há um ano...

— Sei, você queria sentir mais confiança da parte deles.

## CAPÍTULO 2: ESTADO DESEJADO

Ele sorri.

— E conseguir ficar com a professorinha.

Ai, meu Deus! Hoje vamos de dor de amor!

— Mas ela é casada, né?

Ele assente.

— É sim, ela chega de moto com o marido na escola e, depois, ele vem buscá-la.

— E ela está dando bola para você?

— Ô...

Eu ri.

— Você já pensou se ela está olhando para você somente para fazer ciúmes ao marido dela?

— Será?

— Olha... tem que pensar isso direito, viu?

Ele fica pensativo.

Decido mudar de assunto.

— Vamos tentar algo mais dentro do programa, que hoje tá difícil, visse? Cláudio, podemos dar continuidade ao que falamos semana passada?

Ele gesticula, concordando.

— Ótimo!

— Semana passada, nós falamos sobre os 12 passos, que você já concluiu e muito bem. E falamos sobre o estado atual, que você me pareceu ter bastante consciência sobre ele.

Ele me olha com seriedade.

A professorinha não está atrapalhando a sessão. Ótimo! – penso rapidamente.

Eu continuo.

— Hoje, eu queria que a gente falasse sobre o Estado desejado!

— Estado desejado?

Balanço o queixo para baixo.

— Isso! O Estado desejado é aonde você quer chegar na sua vida. O que você quer fazer quando sair daqui?

Ele fica olhando para o chão, após mais uma vez entrelaçar as mãos sobre o seu colo, suspira e começa a falar, agora, olhando na direção da janela.

— Por muito tempo eu perdi a capacidade de sonhar, sabe?

Fico mudo, demonstrando atenção plena e respeito ao que ele diz, ele continua, sem olhar para mim.

— A droga fez com que eu perdesse tudo: o emprego, a família, os amigos, a dignidade, tudo. Eu me perdi de mim. Senti muita vergonha, culpa.

— Entendo.

Ele me encara sério.

— Eu acho que o meu Estado desejado é voltar a ser como era antes: poder sair sem medo de cair nas drogas, poder trabalhar, me formar, ter um relacionamento, essas coisas.

— E o que o impede, hoje, de conseguir essas coisas?

— Estar aqui ainda. Eu não tenho onde morar e nem condições de trabalhar. Minha família, mãe e três irmãs, moram num

## CAPÍTULO 2: ESTADO DESEJADO

sítio muito longe daqui, e o relacionamento se tornou insuportável. Como é que vou voltar à faculdade para concluir meu curso de agronomia? Tenho que ficar aqui.

— Continue!

Ele me olha sério e ressalta.

— E o medo de sair e encarar a possibilidade de me ver livre.

— E ir até à droga de novo?

— Isso!

O maior temor de todos eles quando voltam para a sociedade.

— Temos que trabalhar os seus sonhos.

— Hum!

— Cláudio, a convicção clara e manifesta de querer uma vida de sucesso é o passo mais importante na caminhada de quem almeja um destino bem-sucedido. Vislumbrar um futuro brilhante, que traga satisfação financeira, emocional, humana e existencial é o início da transformação de um sonho em realidade. Por isso, saber aonde você quer chegar é fundamental para alcançar o sucesso profissional.

— Hum!

Ele me olha sério e eu continuo.

— A maior razão pela qual as pessoas não conseguem alcançar aquilo que desejam é mais simples do que você pode imaginar. Acredite, algumas pessoas sabem o que não querem, mas simplesmente não sabem o que querem. Elas não conseguem relacionar seus desejos ou medi-los em nível de prioridade, intensidade e grau de dificuldade.

Faço uma pausa e percebo que ele permanece em silêncio, então dou continuidade a minha explicação.

— Mas não se engane pensando que essas pessoas andam pelo mundo como mortos-vivos, sem qualquer ambição, nada disso. Elas sabem que uma vida de felicidade e plenitude é maravilhosa, mas não têm ideia do que as faz felizes e plenas. Você acha que é uma dessas pessoas?

— Não!

— Você é capaz de apresentar seus maiores sonhos para sua vida e para sua carreira?

— Sim!

— Então, não perca mais tempo, escreva aí no seu caderno e fale para mim o que você quer para o seu futuro!

Ele abre o caderno com gosto e eu aguardo, pacientemente.

Depois de dois minutos, ele fala de forma sucinta.

— Meus maiores sonhos profissionais são: concluir meu curso de agronomia até o final do ano e ser um especialista em fitopatologia. Depois, trabalhar numa grande empresa do agronegócio.

— Muito bom! E o que mais?

Ele fala.

— O que mais? Bem... Meus maiores sonhos pessoais são encontrar a mulher da minha vida e constituir uma família abençoada.

Penso na professorinha.

Casada, ainda bem!

— Parabéns, Cláudio! Agora mantenha essa lista sempre próxima a você, não se esqueça de nenhum desses sonhos e nunca os

## CAPÍTULO 2: ESTADO DESEJADO

abandone. É o combustível para a longa estrada que virá. Fotografe essas páginas com seu celular se for preciso, e olhe na tela toda vez que se sentir desmotivado. Isso irá motivar você!

— Obrigado!

Respiro fundo e o motivo ainda mais.

— Cláudio, vamos imaginar seu futuro, ok?

— Ok!

Respiro profundamente e o desafio.

— Se a gente fosse tirar uma fotografia do momento que você alcançou o que queria, que momento seria esse? Descreva para mim.

Ele pensa um pouco e responde, contente.

— Eu, um especialista em fitopatologia, morando no interior do centro-oeste do Brasil, casado com uma mulher determinada e virtuosa e dois filhos maravilhosos. Sentindo-me com vigor e encantado pela vida.

— Muito bom, Cláudio. Parabéns!

Ele abaixa um pouco a cabeça, como se precisasse pensar um pouco.

— Nesse momento, eu tenho que dizer que um relacionamento está fazendo muita falta, seu Ronaldo.

Lá vem a dor do amor. O *flash* do dia!

— Por quê?

Ele aproxima o corpo para frente e fala mais baixo, olhando para trás e verificando a porta fechada.

— O senhor tem noção do que é ficar sem um relacionamento trancado aqui dentro?

— Tô sabendo, rapaz. Tô sabendo... mas não posso lhe contar!

Você quer falar sobre isso?

Ele encosta-se à cadeira outra vez e pigarreia antes de falar.

— Bem... a gente sente falta de sexo, né? Isso ajuda na ansiedade da falta da droga.

— Sei!

Ele continua falar, mas visivelmente sem jeito, fazendo algumas pausas.

— Então, eu não consegui ficar com a professora ainda e tem uma transexual lá no dormitório.

— Sei, a Quina.

Ele balança a mão no ar.

— É, essa aí mesmo!

O encaro sério e calado.

— Hum!

— Ela dá em cima de mim o dia todo.

— E você cede?

Ele se remexe na cadeira e confessa.

— Algumas noites, ela se aproxima devagarzinho da minha cama e eu deixo ela acariciar meu pau com os dedos e confesso que é bom demais, sabe? Mas eu finjo que estou dormindo.

Ca-bra sa-fa-do... – penso e me seguro para não rir.

Balanço a cabeça.

— Então isso resolve seu problema!

(Ele bate as mãos nas pernas).

## CAPÍTULO 2: ESTADO DESEJADO

— Não, seu Ronaldo. Alivia, mas eu gosto da professora. Eu nunca que ia querer ficar com homem na minha vida.

Fico olhando para cima e me sinto viajar em minhas memórias. O Cláudio percebe.

— O que foi, seu Ronaldo?

— Eu passei um preconceito danado pelo meu pai, porque ele achou, um tempo, que eu andava com outro moleque.

— Verdade? O senhor?

Confirmo com a cabeça.

— Quer ouvir?

— Quero!

Ele cruza os braços e fica me olhando.

Eu me sinto a viajar no tempo... De repente, eu tenho uns doze anos de idade novamente, eu e um amigo estamos atrás do muro de uma vizinha, que toma banho de sol todo dia à tarde.

Eu estou pulando na ponta dos pés e olhando pelas frestas do portão.

— Deixa-me ver, deixa-me ver!

— Fala baixo, rapaz, senão ela vai ouvir.

Eu vou explodir aqui embaixo, meu Deus do céu!

Olho por cima do muro, bem na hora que ela vira de bruços, empinando a bunda e arrumando o fio dental ainda mais para dentro.

— Ai, meu Deus do céu...

Olho para o meu colega do lado, já se resolvendo com a mão.

Decido fazer o mesmo. Ali, virou um espaço para masturbação coletiva.

— Ai, ai...

A situação hormonal é tão desesperadora, que nem me preocupo com a possibilidade de alguém ver a cena.

Passa um tempo e eu fico concentrado na bunda da vizinha.

— Deus do céu!

Escuto meu amigo gemendo, terminando o trabalho e decido fazer o mesmo.

Trabalho concluído, a gente olha um para o outro.

— Vamos embora?

— Bora!

Saímos às escondidas.

No mesmo dia, à noite, quando meu pai chega a casa, mal fala boa noite e vem gritando comigo:

— Ronaldo, fiquei sabendo que você estava de safadeza com outro moleque, hoje à tarde, moleque!

Como ele ficou sabendo? Quem viu?

Depois fiquei sabendo que havia sido um vizinho, um homem casado que até tinha uma filha adolescente, mas tinha jeito de bicha e os moleques da rua desconfiavam dele.

— Não, pai, não foi bem assim!

Ele me dá uma pisa de cipó de goiabeira, sem eu ter tempo de dizer uma palavra sequer.

— Você virou veadinho agora? Vai me dar esse desgosto?

## CAPÍTULO 2: ESTADO DESEJADO

Ele me derruba no chão e bate muito.

— Ai..., não, pai...

Sinto tanta dor, que não consigo me mexer, menos ainda explicar o que aconteceu de verdade.

Apenas penso no que gostaria de dizer.

Eu não estava com o meu amigo, a gente estava vendo a vizinha...

A pancadaria continua.

— Cabra safado! Isso não é coisa de homem, tá sabendo?

Fico mudo, sentindo a dor das pancadas que ele me dá.

E mais ainda, a intransigência em nem me deixar ao menos falar.

A dor da surra é menor do que aquela que me fere a alma, eu fiquei anos sem falar com meu pai depois disso. Fui muito humilhado.

Cláudio me chama de volta.

— Seu Ronaldo, o senhor quis usar drogas por conta disso?

Balanço a cabeça, para voltar ao tempo presente e me desvencilhar da dor que essas lembranças me causam. E respondo prontamente.

— Boa pergunta, Cláudio! Eu bem que podia, viu? Porque esse episódio não foi a primeira rejeição do meu pai em relação a mim.

Percebo que o jovem se interessa pela minha história e decido contar um pouco mais, para ele criar coragem de falar da própria família.

Eu sei o quanto este ponto é extremamente delicado para os dependentes, uma vez que a família costuma ser o pontapé inicial para o mundo das drogas.

— Você quer mesmo saber, meu rapaz?

Ele assente.

— Vamos lá!

É um domingo à tarde e meu pai está chamando todos os filhos para sair.

Oba, finalmente a gente vai se divertir um pouco – penso ali.

Visto meu casaco rapidamente e corro junto com meus irmãos, atravessando a sala.

Meu pai me segura pelo ombro.

— Você não!

— Mas por quê?

Minha mãe olha e abaixa a cabeça, visivelmente triste.

— O que eu fiz, pai?

Ele apenas faz sinal de negação com a cabeça, fico olhando meus irmãos saírem, um a um, ouvindo suas risadas e conversas. Todos eles vão se divertir menos eu?

Alguém fecha a porta e eu fico sozinho com a minha mãe, somente continuo ouvindo as gargalhadas do lado de fora.

Viro-me para ela.

— Por que, mãe? O que foi que eu fiz?

Ela não responde, mas estica um dos braços para mim.

— Vem, filho, vem me ajudar na cozinha.

Eu sigo na direção dela, mas carrego uma tonelada de tristeza nas costas.

O que foi que eu fiz? – o pensamento me persegue.

## CAPÍTULO 2: ESTADO DESEJADO

Levou anos para eu descobrir a maldade da vizinhança, que dizia que, por eu ser branquinho demais em comparação com meus irmãos, falavam que eu era filho do dono de uma mercearia próximo da nossa casa.

Balanço a cabeça no tempo presente.

— Que desgraça!

Por conta da fofoca alheia, eu fui rejeitado por anos a fio. Meu pai não me levava mais para lugar nenhum e minha mãe nunca mais foi a tal mercearia.

Cláudio me interrompe dos pensamentos negativos.

— Mas você é filho do dono da mercearia?

— Ah, moleque... - levanto a mão no ar, como se o ameaçasse a lhe dar um tapa.

— Claro que não, rapaz! Aquilo foi pura maldade da vizinhança. Ignorância pura.

— E foi até quando?

— Até quando o quê?

— Que você ficou sem falar com o seu pai?

Coloco a mão na testa.

— Rapaz..., isso foi até mais de dez anos, viu? Felizmente, todas as minhas questões com meu pai foram resolvidas.

Ele fica me olhando e movendo o queixo para cima e para baixo.

— Sinto muito, seu Ronaldo.

Falo o encarando, sério.

— Família tem dessas coisas, não é verdade?

Ele não responde e vira o olhar para a janela.

Tento abordar o tema de sua família.

— Você foi rejeitado por sua família, Cláudio?

Ele engole seco e continua mudo.

Eu tento explicar para ele o quanto isso é comum, dizendo o que sempre menciono nas minhas palestras.

— A família com dependência química é uma rede de relação mútua, Cláudio.

Ele me olha e eu dou continuidade.

— Todos os valores, crenças, emoções e comportamentos de uma família influenciam seus membros. Isso afeta as atividades diárias e o equilíbrio psicológico de todos.

— O senhor está falando de quando existe um portador de dependência química nessa família?

Balanço a cabeça em concordância.

— Sim! Com isso surgem sentimentos de culpa, tristeza, desespero, revolta. Somado a isso, o lado emocional desequilibrado do usuário de drogas, e temos um cenário propício para a desarmonia, o que torna o viciado ainda mais suscetível ao abuso de drogas.

Cláudio fica em silêncio e eu respeito seu momento.

— Não é fácil ver a responsabilidade daquele que mais nós amamos. Ou deveríamos amar. Sabe, Cláudio, a maioria das pessoas que vai para o abuso de álcool ou drogas tem a raiz do seu problema na família. Não precisa sentir vergonha por isso.

Ele respondeu prontamente.

## CAPÍTULO 2: ESTADO DESEJADO

— Mas eu não disse isso.

— Não precisa, eu sei que o problema sempre começa dentro de casa.

Ele olha para o chão e volta a se calar.

Olho no relógio e decido mudar o assunto, é com o tempo que vou ganhando a confiança deles, mostrando que aqui é um ambiente seguro.

— Quer voltar a falar da professorinha?

Ele dá um pulo da cadeira com um sorriso de orelha a orelha.

— O senhor vai me ajudar?

Eu caio na gargalhada.

— Como assim, eu vou te ajudar?

— Não sei, de repente o senhor me ajuda a diminuir a vigilância dos funcionários sobre mim. Eu me encontro com ela aqui?

— Você está louco? Quer que eu vire cúmplice?

Ele assente.

— Não acredito! Você tá folgando, rapaz!

— Não, senhor. Sou um homem apaixonado e desesperado.

Rimos os dois.

Cláudio se levanta, com o semblante bem mais leve do que quando chegou.

— Eu estou gostando muito de vir aqui, seu Ronaldo. Obrigado!

— Nada que agradecer. Mas tem que pôr juízo nessa sua cabecinha.

Abro a porta e vejo a Quina esperando do lado de fora.

Olho para o Cláudio e falo baixinho:

— É..., você tem bastante coisa com que se ocupar por aqui.

Quina se aproxima, encarando o jovem e segue rebolando com a bunda empinada, eu me seguro para não rir.

Não quero que ninguém pense que é preconceito, porque a graça para mim é o flerte e o sofrimento dela. Justo por causa do Cláudio, que sofre pela professorinha.

Ele estica a mão para mim.

— Até a próxima semana, seu Ronaldo.

Retribuo, apertando firme sua mão.

— Até. Comporte-se, viu?

E volto para a minha sala.

— Obrigado, meu Deus, por mais um dia!

# CAPÍTULO 3

# POR QUÊ?

"Aquele que tem um porquê para viver pode enfrentar quase todos os comos."

(Friedrich Nietzsche)

# 3

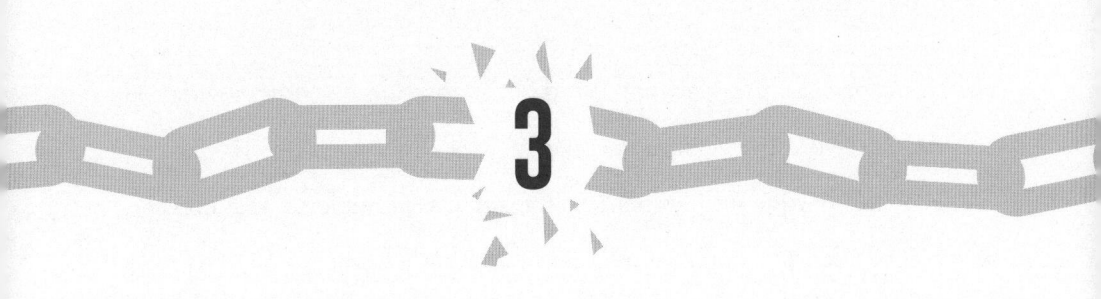

Por que você quer o que você quer?

Por que você quer isso? Por que isso é tão importante? Por que você precisa disso na sua vida?

Quando você revela o verdadeiro porquê do seu querer na vida pessoal ou profissional, encontrará paixão, energia e excitação.

É primordial que você compreenda os porquês daquilo que afirma querer para a sua vida. Pois, por mais que existam pessoas pelas quais você é grato e sinta necessidade de agradá-las ou compensá-las por algo, você deve focar em algo que toca a sua alma e não a satisfação alheia. O seu porquê está no seu propósito, é a sua motivação. É sua emoção por trás do que quer e sem ela não há energia para fazer a mudança necessária para conseguir aquilo que almeja. Sem energia, nada funciona.

A maior força que o ser humano pode ter dentro de si é o propósito de vida, aquilo que ele sente e reconhece como sua verdadeira missão, o que veio destinado a cumprir em sua existência.

Você já percebeu como têm pessoas que, desde pequenas, já parecem saber o que vão ser quando crescer? Como uma menina que diz que será professora ou um garoto que afirma que vai se tornar bombeiro para salvar pessoas. Eles crescem, estudam, se formam e seguem a vida toda no objetivo que traçaram em suas mentes, ainda quando crianças. Isso acontece porque simplesmente já traziam essa vontade em seus corações. São privilegiados, pois seguem numa trajetória linear.

Pessoas comuns nem sempre têm uma trajetória tão simples, mas andam em círculos e intercalam entre altos e baixos, fazendo várias tentativas até descobrirem o seu lugar no mundo.

Vivemos um momento bastante nítido neste sentido, quando vemos muitos ex-executivos optando por sair das empresas onde atuam para trabalhar na área de terapias, desenvolvimento humano, inteligência emocional ou simplesmente algo diferente do mundo corporativo.

Tem gente que somente descobre um sentido para a própria vida depois de décadas, quando finalmente encontra o seu propósito e segue em frente. Por vezes, uma única razão para sonhar, mas que passa a sustentar tudo na vida.

Com os ex-portadores de dependência química, essa trajetória pode ser mais complexa, pois, além dos altos e baixos e vários círculos, há paradas de recuperação. Porém, depois que ele supera a dependência, precisa ficar apto a sonhar novamente e necessita de alguém que o ajude a sonhar no melhor caminho possível.

O terceiro passo do método Engenharia de Vida é justamente o direcionamento ao propósito de vida que o ser humano tem dentro de si mesmo. Todos nós temos um propósito, mas nem todos o

## CAPÍTULO 3: POR QUÊ?

descobrimos quando crianças ou ainda mais tarde, sozinhos. Alguns precisam de apoio para essa descoberta transformadora.

O propósito faz parte da sua identidade e está sempre conectado à essência do indivíduo, aquilo que ele realmente gosta e o que ele é de verdade.

Ocorre uma grande chance de o ex-portador de dependência química acreditar que deve ser ou fazer algo para compensar os familiares ou conhecidos sobre seus erros do passado, mas este não é o caminho a seguir. A melhor direção é aquela que começa na sua alma, nos seus desejos e anseios de vida, como a construção de uma nova família, um novo estudo, um novo emprego, um empreendimento próprio ou até fazer o papel de ajudar outras pessoas, se esta for a sua vontade.

Os porquês que levam um ex-portador de dependência química a sonhar novamente deve ser algo genuíno, pois são as razões que ele irá se ancorar a cada vez que se sentir cansado ou pensar em desistir.

Meu trabalho durante este passo é ajudar a pessoa a se ver fora do tratamento ou da clínica, mesmo ainda estando lá dentro. Devolvo a ela a capacidade de sonhar, fazendo com que ela se imagine do lado de fora, vivendo uma vida normal, se reconstruindo, se relacionando, estudando, trabalhando e, dentro de tudo isso, vivendo um propósito que é somente dela.

A pessoa que fugiu para o vício é o resultado de um sistema familiar em desequilíbrio e não deve pagar o preço por isso. A família é um sistema e, se surge um dependente químico dentro dela, todas as pessoas que a compõem têm a ver com isso e são responsáveis de alguma forma.

É meu papel ajudar o ex-portador de dependência e seus familiares, mas jamais responsabilizar aquele que sofreu como o grande bode expiatório ou ovelha negra de um conjunto que já era disfuncional.

A verdade liberta e o caminho é sonhar novamente dentro de um propósito individual e intransferível.

Numa jornada de sustentação, força e fé.

Eu estou em casa, deitado no sofá, após um longo dia de trabalho, meu celular toca e olho o nome do psicólogo da Instituição pensando se devo atender ou não.

Checo meu relógio no pulso.

— Nove e meia da noite?

Sento-me e decido atender.

— Alô? Boa noite, Seu João, pois não?

O desembestado não para de falar, está irritado e confuso.

Respiro fundo e tento falar com calma.

— Meu amigo, tente falar devagar, viu? Não estou entendendo nada desse jeito.

Ele fala mais alto ainda e mais rapidamente. Ouço do lado de lá.

— Você fica falando que dependência química tem cura, isso é um absurdo. Todo mundo sabe que usuário de álcool e droga é viciado para sempre. Basta uma recaída e eles se perdem de novo.

## CAPÍTULO 3: POR QUÊ?

Balanço a cabeça para os lados, indignado.

Conto até dez, de trás para frente.

"10..., 9..., 8..., 7..."

Respiro profundamente e solto devagar, como se pudesse meditar em questão de segundos, enquanto ouço, a contragosto, a ignorância do lado de lá.

Aguardo o falatório, para ter uma mínima chance de resposta.

— Seu João, o senhor não acha que poderíamos tratar os portadores de dependência química de outra forma? Com mais amorosidade e inteligência emocional?

— A gente não tem tempo para isso, Ronaldo.

— Seu João, dizer para os portadores de dependência química que eles não têm cura é uma crueldade, é dizer para a mente deles que eles não vão ter uma vida normal nunca mais.

— Mas é isso mesmo! Quem tem que parar de querer mudar isso é você! – ele responde alto.

Como é que se trata isso? Como é que os portadores de dependência química vão melhorar se estão sendo tratados por um profissional desse nível? – penso indignado.

— Seu João, ser humano nenhum é dependente químico, ele pode estar na dependência química de algumas substâncias psicoativas como a maconha, inalantes, cocaína, crack, entre outras. Dizer que uma pessoa é alguma coisa é uma questão de identidade. Identidade é a soma de atributos que caracterizam alguma pessoa e que a individualiza e a diferencia das demais.

Decido finalizar a conversa.

— Olha, Seu João, é tarde da noite. Convido o senhor para uma conversa, pessoalmente, quando for possível. O senhor parece estar alterado no momento e eu estou no meu momento de descanso.

Ele resmunga alguma coisa do outro lado e eu finalizo.

— Boa noite, Seu João!

Eu coloco os braços sobre os joelhos, ainda olhando para o celular na minha mão.

Falo comigo mesmo.

— Mas como é que pode? Como uma pessoa que não se desenvolveu emocionalmente vai ajudar aquele monte de pessoas tão mais necessitadas do que ele?

Largo o celular na mesa à minha frente e encosto-me ao sofá. Fecho os olhos e estico o pescoço para trás.

O que eu faço, meu Deus? O que eu faço? Ilumine-me para que eu encontre uma forma de mudar esse sistema.

Abro os olhos e fico observando o teto da sala, até decidir dormir.

Amanhã é outro dia.

Levanto-me e sigo para o quarto.

Mais uma semana se passa desde a última visita à Instituição.

Fiz questão de esquecer o telefonema com o psicólogo.

É melhor assim! Com a ignorância, não se discute!

Acabo de entrar na minha sala de atendimento pessoal. Estou esperando o jovem Cláudio.

## CAPÍTULO 3: POR QUÊ?

Como será que ele está? Será que continua sofrendo pela professorinha casada?

— Benzadeus – falo sozinho.

Antes que eu termine de falar, ele chega e fecha a porta se sentando na minha frente.

Ele estica a mão.

— Bom dia, Seu Ronaldo!

— Como vai, Cláudio?

Ele parece mais feliz.

Agora o rapaz entorta a cabeça para o lado e solta o ar.

— É, mais ou menos.

Lá vamos nós!

— O que foi? Você parece chateado.

— Pois é... É a dona Rosa.

— O que a dona Rosa fez dessa vez? – sussurro.

— Ela não confia em mim, Seu Ronaldo.

— Mas acho que é o papel dela não confiar em ninguém, eu diria. – cruzo os braços.

— Mas o senhor acha que é certo?

— Não sei, somente estou dizendo que ela está condicionada a isso, ela não faz por mal. Imagino que ela pense estar agindo certo.

— Eu não estou aguentando mais.

— Conte-me, o que aconteceu? – gesticulo para que ele se acalme.

— Lembra-se da professorinha?

— Ô se lembro, não é ela que está enchendo seu coração de esperança?

Ele sorri de orelha a orelha:

— Eu não consigo ficar sozinho com ela, somente consigo trocar bilhete e olhar de longe.

E ela sendo casada isso deve ser bem mais seguro.

Ele tira um bilhete do bolso e me entrega.

— Olha! Olha!

*"Queria beijar sua boca, seu pescoço, você todinho. Não consigo parar de pensar em você!"*

— Uau! Tá pegando fogo essa paquera aqui, rapaz.

Ele sorri e pega o bilhete de volta, cheio de cuidado.

— E o que a dona Rosa interfere na sua paquera? - eu questiono.

— Então, o senhor sabe que eu sou funcionário da instituição, né? – ele se move na cadeira, ajeitando as pernas e, depois, as mãos entre elas.

— Sim, é motorista! E isso porque ganhou a confiança da coordenação gestora.

— É, mas não é somente isso.

— Fale-me, vai.

— Então, cada vez que eu levo alguns internos na escola que ela fica, a dona Rosa vai junto e fica andando perto de onde eu fico na hora do intervalo.

— Mas esse é o papel dela, meu jovem.

Ele se remexe, em sinal negativo.

## CAPÍTULO 3: POR QUÊ?

Mas eu já estou aqui há mais de um ano, não tive recaída, o senhor não acha que eu merecia um voto maior de confiança?

— Você se sente vigiado, é isso?

— É!

— Hum!

Silêncio por alguns segundos, fico pensativo. Será que ele está certo?

— Uma pergunta, Cláudio.

— Hum!

— Se não fosse pela professorinha. Aliás, qual o nome dela? Você sabe?

— Ana! – ele sorri e os olhos brilham.

— Ok, a professora Ana. Se não fosse por ela, você ia se sentir vigiado e incomodado como está se sentindo agora?

Ele entorta o pescoço para o lado outra vez e levanta os olhos para cima.

— Não sei, Seu Ronaldo, acho que sim. E acho que mereço confiança, pelo tempo que estou aqui, pela evolução que eu venho apresentando. Quantos internos já tiveram recaída no tempo que eu estou aqui? Eu nunca tive!

— Isso é!

Entrelaço as mãos atrás da cabeça e movo um pouco o pescoço, tentando aliviar a tensão que o sistema sempre traz, de um jeito ou de outro.

Lembro-me do telefonema do Seu João.

O que é que se pode fazer, meu Deus? Como eu posso melhorar isso? É tudo tão engessado, frio...

— Cláudio!

Ele me olha, esperando um milagre.

— Vamos falar do terceiro passo?

Ele fecha o semblante mostrando decepção.

— Eu achei que o senhor fosse me ajudar.

— Eu não tenho como, a Instituição tem suas regras e, mesmo que eu não concorde com elas, sou um voluntário. Não tenho poder de mudar como as coisas funcionam aqui dentro. Mas se eu tiver uma brecha, acredite, vou intervir por você.

— O senhor jura?

— Claro?

Ele balança a cabeça e, depois, me encara.

— Eu estou apaixonado, Seu Ronaldo, o senhor sabe o que é isso?

— É claro que sei, meu filho.

Ele arregala os olhos.

— Sabe?!

Movo meu corpo para frente, me fazendo de ofendido.

— Meu jovem, somente porque eu tenho idade avançada, você acha que eu não sei o que é o amor?

— Desculpe-me, talvez o senhor não se lembrasse.

— Quem dera eu pudesse esquecer! – sussurro.

## CAPÍTULO 3: POR QUÊ?

Em questão de segundos, uma infinidade de memórias é despertada em mim e dançam na minha cabeça.

E, junto, vem a música de Orlando Silva, um cantor brasileiro da primeira metade do século XX, de quem minha mãe era fã e cantava suas músicas, uma delas dizia assim:

"Onde mora o amor mora a saudade,
Saudade, saudade.
O tempo esquece os anos, lentamente,
Sente o tempo matando na gente os sonhos da vida."

**Sobre o amor**

Eu e a Lúcia construímos uma vida juntos.

Ela foi a única mulher da minha vida, a primeira namorada, esposa e a mãe de meus quatro filhos. Esposa, amiga, companheira.

Como a maioria dos mortais, hoje eu sei que poderia ter amado mais, demonstrado mais e, assim, ter a possibilidade de ter aceitado melhor quando ela se foi.

Perder alguém dessa magnitude gera uma ferida que leva tempo para cicatrizar. O amor ainda está lá, forte e latente com a gratidão por toda uma vida. E uma saudade que habita em mim como um inquilino vitalício.

Lúcia sempre me ensinou, eu é que demorava a aprender. Imaturo e inexperiente, eu não compreendia bem todas as suas formas de amar e, por isso, fugia em várias situações. Quando me vi sem ela, primeiro sofri e, inconscientemente, quis ir embora também. Foram meus filhos que me resgataram nessa fase tão delicada. Se eu estou aqui hoje, é por causa deles. Depois, com tudo isso, decidi melhorar o que podia para compensar minha imaturidade do passado. E consegui.

A perda da minha companheira me levou à busca de mim mesmo, tanto por meio da cura da minha própria dor quanto do desenvolvimento da minha inteligência emocional e inteligência espiritual. Acredito que o vazio que ficou foi o que me impulsionou a usar o meu conhecimento para quem mais precisa dele.

Lúcia me ensinou até em sua partida. Se a vida inteira ela me mostrou o que era o amor de uma mulher, depois disso, ela me ensinou o quanto o amor ao próximo podia salvar a mim mesmo.

E agora vem o jovem perguntar se eu sei o que é o amor? Será que ele sabe o que é o amor?

— Seu Ronaldo! Seu Ronaldo!

Sinto alguém tocar no meu ombro.

— Oi? O quê?

— O senhor está bem?

Chacoalho a cabeça, me dando conta de que ainda estou na sala com Cláudio.

Quanto tempo eu fiquei absorto em meus pensamentos?

Falo, limpando a garganta e me movendo na cadeira.

## CAPÍTULO 3: POR QUÊ?

— Desculpe-me, eu fui tomado por algumas lembranças...

— Percebi.

— Onde a gente estava mesmo?

Ele sorri de canto e responde.

— Bem, o senhor ia falar do terceiro passo, mas eu ainda queria falar da Ana.

— Ah, o amor... Mas quem garante que o terceiro passo não tem a ver com a Ana? – eu rio.

Cláudio parece despertar com a minha pergunta. Ele levanta as sobrancelhas e fica boquiaberto.

— Verdade, Seu Ronaldo? Como assim?

— Hoje, Cláudio, nós vamos falar do seu propósito de vida. Do porquê de você querer as coisas que quer.

— Hum!

Ele fica me olhando com cara de dúvida, então eu continuo explicando.

— Sabe, Cláudio. Como a gente falou semana passada, é importante traçarmos objetivos na vida, mas a motivação por trás de tudo o que a gente quer é o que nos mantém vivos, nos faz seguir adiante.

— O propósito, Seu Ronaldo?

Balanço a cabeça.

— Exatamente, você entende o que é isso?

Ele faz cara de dúvida.

— Mais ou menos...

— Eu vou lhe explicar. Durante os últimos sete anos da minha vida, eu achava que o meu propósito era ajudar colegas da minha profissão. E, assim, disponibilizar toda minha experiência como engenheiro e empresário da construção, com os talentos que desenvolvi no exercício da liderança nas entidades de classe e, principalmente, meus conhecimentos e capacitação em desenvolvimento humano.

— Outros engenheiros?

— Isso, mas desde que tive acesso a pessoas como você, percebi o quanto estão desassistidos por instituições que ainda são engessadas, por esse motivo isso passou a ser o meu propósito de vida.

Ele balança a cabeça para os lados, um tanto boquiaberto.

— Mas o que o senhor ganha com isso?

— Satisfação, Cláudio, preenchimento do espírito.

— É, não sei se entendo bem.

— Isso porque você ainda é jovem. Durante a vida, podemos mudar um pouco nosso propósito.

— Como assim?

— Veja! Durante muito tempo, o meu propósito de vida foi a minha carreira e o sucesso profissional. Depois de muito tempo, foi salvar a minha família como eu pude. Somente, depois disso, comecei a ajudar pessoas, deixar um legado.

— Por que salvar a sua família, Seu Ronaldo?

Meus olhos se enchem de lágrimas.

Respiro fundo e decido compartilhar com ele.

## CAPÍTULO 3: POR QUÊ?

— Durante a maior parte da minha vida, eu fugi da minha esposa.

— Fugiu? Por quê?

— Porque eu era jovem, me sentia sufocado, não sabia lidar com a pressão dela.

— Hum!

— Foi uma vida de muito amor, mas eu sempre dei mais atenção ao trabalho, aos estudos e viajava a trabalho sempre que podia... – eu continuo.

— Hum!

— Até o dia em que ela adoeceu.

Percebo que Cláudio fica imóvel, visivelmente com medo do que pode ouvir, mesmo assim eu continuo.

— É isso mesmo, meu jovem! Eu tive que perder a minha esposa para perceber o valor que ela tinha na minha vida.

Vejo que ele fica com os olhos brilhando, visivelmente emocionado.

— Eu sinto muito, Seu Ronaldo.

— Está tudo bem, agora!

Cláudio pigarreia e parece tomar coragem para me perguntar algo.

— O senhor ajuda as pessoas aqui, por que não conseguiu salvar a sua esposa?

Bingo!

Minha cabeça parece cair do pescoço, tamanho peso que sinto com sua afirmação tão assertiva.

— É isso mesmo. A vida me ensinou que consertar as coisas traz muito mais plenitude do que fugir daquilo que a gente não compreende.

— Não sei se entendi.

Encho o peito de ar e solto vagarosamente, até começar a contar.

— Eu quis morrer quando minha esposa se foi, mas vi meus filhos tentando me salvar, quando eles mesmos ainda precisavam de mim como pai.

— Hum!

— Então um dia eu me levantei, por causa deles. Consegui ir superando o maior sofrimento da minha vida, aos trancos e barrancos, fui consertando algumas coisas na família.

— Que bonito, Seu Ronaldo.

— É... É bonito, mas eu demorei!

Silêncio!

Respiro e olho para trás em direção à janela.

Ficamos assim alguns segundos, até que ele me questiona.

— O senhor se sente culpado?

Volto a olhar para ele.

— Não. Mas tenho consciência que fiz o melhor que pude com o grau de entendimento que tinha naquele momento. Hoje, certamente, com a maturidade que adquiri ao longo dos anos e o conhecimento na área de desenvolvimento humano, faria melhor.

Ele suspira, e eu continuo falando.

— O que importa nessa história é você compreender onde estão nossos propósitos.

— O senhor quer dizer que o meu propósito pode ser a Ana?

## CAPÍTULO 3: POR QUÊ?

— É claro que não, Cláudio.

Ele se remexe na cadeira e fica mais próximo a mim.

— Como assim?

— O propósito é uma coisa mais profunda. Até que você descubra o propósito para o qual foi criado, nunca estará realizado e, consequentemente, se sentirá frustrado, desiludido, cansado e murmurando descontente. Você sabia que a maior tragédia da vida não é a morte e sim uma vida sem propósito?

— Não, senhor.

Eu rio.

— Foque na sua vontade de sair daqui. O que é mais importante para você, independentemente da Ana?

— Ter uma vida normal. Sentir-me útil e realizado na sociedade.

— E o que você precisa para isso e por que quer isso?

Ele põe o dedo na boca, antes de responder.

— Preciso de um trabalho, preciso me formar e quero isso para ser um vencedor, vou sentir orgulho de mim quando conseguir tudo isso. E vou esquecer a vergonha de um dia ter sido viciado.

— Muito bem!

— O senhor acha que está certo?

Encho o peito de ar e solto lentamente.

— Não existe certo ou errado, ou ainda algo permanente. Apenas o que você precisa é colocar no papel sua missão e seu propósito de vida. A missão dá a direção e o propósito busca responder o motivo da sua existência. Lá, você deve expressar o legado que pretende deixar para as próximas gerações e pelo qual gostaria de ser lembrado pela sua família, pelos amigos, pela população geral.

— Hum!

— Existe um modelo de Declaração de Missão e Propósito. Vamos formular juntos sua missão de vida e propósito? Com uma declaração de Missão e Propósito convincente, você tem alguns benefícios:

1) **Sua declaração determinará o porquê do que você realmente quer na vida;**

2) **Você terá clareza e convicção sobre qual é seu objetivo final e isso ajudará a remover as distrações automaticamente;**

3) Isso permitirá que você tome melhores decisões em sua vida. **O conhecimento de sua missão e do propósito lhe dará coragem e determinação para enfrentar quaisquer desafios que você encontrar e resolvê-los;**

4) **A declaração inspira e motiva-o a fazer a diferença.**

Ele fica me olhando e logo concorda.

— Tá! Vamos sim!

— Inicialmente, vamos identificar qual é a sua missão de vida. A missão tem três níveis. Na missão nível um, a pessoa se realiza ao

## CAPÍTULO 3: POR QUÊ?

preencher algo em sua própria vida. O que você me diz?

— Ser um engenheiro agrônomo bem-sucedido.

— A missão nível dois é aquela em que a pessoa é identificável para o próximo. Qual é a sua resposta?

— Hum! – ele põe o dedo na boca e pensa antes de responder.

— Ajudar a melhorar a qualidade de vida de meus familiares e de quem trabalha comigo.

— Ótimo! A missão nível três é a missão mais ampla, mais universal. A pessoa deixa algo para a humanidade como legado. Qual é o seu, Cláudio?

O rapaz fica pensativo novamente, mas não demora a formular sua resposta.

— Deixar um trabalho que seja referência nacional no manejo ecológico do solo.

— Muito bem, Cláudio! Agora, escreva no seu caderno este modelo de declaração de missão e preencha as lacunas a seguir com as palavras que completam as frases adequadamente.

Enquanto ele escreve, fico pensando na vontade dele em realmente mudar de vida. Acho que esse rapaz vai longe. – penso silenciosamente.

— Copiado, Senhor Ronaldo. Agora, pode me explicar melhor o que seja talento e atitude?

— Veja só! Vai mais longe do que a maioria das pessoas supõe. Porque muitos julgam o portador de dependência química como incapaz.

Não é bem assim, Cláudio é um exemplo disso.

— Seu Ronaldo?

— Oi?

— Qual a diferença entre talento, habilidade e atitude?

— Ah! Sim.

— Talento refere-se a uma habilidade natural de alguém. Já habilidade é uma qualidade aprendida e pode ser desenvolvida, com tempo e esforço. Atitude é o comportamento habitual que se verifica em circunstâncias diferentes. – ajeito-me na cadeira e explico.

— Poxa! É muita areia para meu caminhão. Ficou difícil, agora.

— Não é!

Ele respira fundo e me olha com atenção. Eu continuo.

— Calma! Vou ajudá-lo. Para ajudar a identificar seus talentos e habilidades, você precisa responder a algumas perguntas. Afinal, o Criador deixou pistas para a gente descobrir o nosso propósito. Para isso, vá para um lugar tranquilo da sua mente antes de começar o próximo exercício. Não se apresse, porque vai exigir seu foco. Leia as perguntas, reflita profundamente e escreva seus pensamentos no seu caderno. No final, perceba as semelhanças em suas respostas, isso vai ajudá-lo a formar sua declaração de missão. Veja as perguntas.

Ele lê, copia e depois responde, uma a uma, enquanto eu fico olhando pela janela, para ele se sentir calmo para refletir e responder.

As perguntas são por sequência.

## CAPÍTULO 3: POR QUÊ?

a) Quais são seus comportamentos que diferenciam você das outras pessoas?

b) Por que as pessoas o procuram no dia a dia?

c) O que você pode fazer para melhorar a vida dos outros?

d) Quais coisas que você faz que não vê passar o tempo?

e) O que você realmente gostava de fazer quando era criança?

f) Quando as pessoas pedem ajuda a você, normalmente, qual é o pedido?

g) Quais são as coisas que você faria em seu último ano de vida?

h) Se você tivesse uma chance de ensinar as pessoas, qual seria o assunto?

i) Quais coisas pelas quais você é pago e que estaria disposto a fazer de graça?

j) O que faz as pessoas serem gratas a você?

— Acho que entendi. Vou observar bem as qualidades que eu tenho, porque serão úteis para mim no futuro e na busca de meu propósito.

Olho no relógio.

— Nossa! Nosso tempo acabou, vamos ter que encerrar por aqui.

— Sério?

— Sim. Vou atender a Quina agora.

Cláudio levanta os olhos para o lado e espreme os lábios.

— Não faça desdém da sua colega.

Ele não responde e se prepara para sair, fechando o caderno.

— Na próxima sessão, você me apresenta sua Declaração de Missão. Tenha um final de semana abençoado, repleto de luz, de paz interior e clareza de pensamentos e sentimentos.

Ele suspira e me olha em silêncio.

Ficamos um tempo assim, até que ele sussurra.

— O senhor é uma pessoa boa, Seu Ronaldo!

Sinto a minha respiração com alívio e seguro uma vontade de chorar.

— Obrigado, Cláudio!

Alguém bate na porta.

Olho no relógio e solto.

— É, já deu o nosso tempo.

— Não vi o tempo passar!

Ele levanta, pega seu caderno e se ajeita para sair.

Fico de pé em frente a ele, e ouço a pergunta.

— Posso dar um abraço no senhor?

— Pode. – Fico sem jeito, mas aceito.

Ele me abraça como um filho. Fico emocionado, mas me contenho.

— Obrigado, Cláudio.

— Obrigado o senhor.

Ele se vira para sair, abre a porta e encontra com Quina. Fico imóvel observando a cena.

## CAPÍTULO 3: POR QUÊ?

— Ui! – ela provoca.

Chacoalho a cabeça, para segurar o riso. Por dentro estou gargalhando pelo atrevimento da moça, e decido intervir.

— Pode entrar, senhorita Quina.

Ela estica a perna para dentro da sala, como quem vai entrar numa passarela de moda.

— Adoro! Ela responde longamente encarando Cláudio e passa a mãos nas coxas do rapaz.

— Comporte-se, senhorita Quina!

— Eu? Eu sou uma santa nesse lugar, somente Deus sabe.

Cláudio abaixa a cabeça e sai rapidinho, se desvencilhando das mãos em suas coxas.

— Pode fechar a porta, senhorita.

Ela fecha e se vira para mim.

— O senhor vai me ajudar com o Cláudio, não vai?

— Mas isso aqui está parecendo um consultório amoroso hoje, meu Deus do céu!

— O quê? Que babado, Seu Ronaldo, me conta!

Ela senta e cruza as pernas, fazendo charme para mim.

— Eu não vou contar nada, a senhorita é que vai me contar.

— Ah! Tá todo mundo reclamando do psicólogo, o senhor quer saber?

Ah, vá, que improvável – penso rapidamente lembrando do telefonema. Mas não respondo. Ela provoca tentando incitar a minha curiosidade.

— O senhor quer saber como foi no dormitório essa semana?

— Jesus, Maria, José. O que foi que aconteceu no dormitório essas noites todas, enquanto estive fora? – solto um riso.

— A senhorita tem fogo, Quina...

Ela põe o dedo na boca e vira de lado para mim.

— Jura?!

Eu rio.

Balanço a cabeça e penso com meus botões.

Que bom, que mesmo em meio ao caos, ainda há uma forma de vivermos com leveza. Obrigado, meu Deus!

Após uma rápida ida ao sanitário, volto a entrar em minha sala.

— Então senhorita Quina, vamos falar sobre seu propósito de vida hoje?

Ela vira o rosto para mim e joga o cabelo para cima, cheia de charme.

— Propósito, Seu Ronaldo? Que propósito? Uma pessoa como eu não tem disso, não. Apenas sobreviver já está bom. E não ter recaída.

Sento-me e olho sério para ela.

— Quina, o propósito de vida é essencial para você ter combustível e força para não ter recaída e seguir em frente, em tudo o que for fazer na sua vida.

Ela fecha o semblante e fala num tom mais masculino, pela primeira vez.

## CAPÍTULO 3: POR QUÊ?

— Eu acho que o senhor não me entende, Seu Ronaldo. Eu sou uma pessoa trans, não tem propósito para mim neste mundo.

Ela realmente acredita nisso. Compreendo suas razões. Algumas pessoas que se envolvem com drogas são homossexuais, o que mostra o nível de sofrimento que eles vivenciam na sociedade.

Tento reverter a conversa.

— Sabe, Quina, eu entendo você, compreendo as razões de dizer isso, mas você pode pensar na possibilidade de lutar contra a realidade que você acredita.

Ela se levanta bruscamente e começa a falar alto.

— O senhor quer que eu lute contra meu pai? Minha mãe? Contra o psicólogo da instituição? Sem falar na dona Rosa e meu antigo chefe no hospital?

Meu Deus, eu nunca vi a Quina falar assim, grosseiramente. E, ao mesmo tempo, da forma mais franca que já ouvi neste lugar.

— Fala tudo, Quina, pode falar. Eu estou aqui para ouvir.

Embora eu fale de forma amorosa, Quina não se acalma.

— O senhor quer saber? Eu vou embora daqui, também não acredito no processo de tratamento desta casa. Não vai mudar nada. E quer saber mais? Eu não acredito que essa coisa de estudar a Bíblia e aprender sobre as coisas de Deus resolva meu problema. Em verdade, não acredito na Bíblia como revelação divina.

Estou atento a sua fala e fico ouvindo-a. Ela prossegue, irritada.

— A Bíblia tem histórias chocantes e pessoas que fizeram muita coisa errada. Abraão, o que dizem ser o pai da fé, entregou sua esposa por segurança, em vez de confiar em Deus, foi o pai do medo. Noé, depois do dilúvio, ficou bêbado porque tomou muito vinho, ficou nu e ainda amaldiçoou um de seus filhos. O rei Davi engravidou a esposa de Urias, um guerreiro leal que estava na guerra para defender seu reinado. O apóstolo Pedro, depois de ter visto milagres, curas e escutado as palavras de Jesus, todos os dias, negou-lhe. E tantas outras.

Fico impressionado com seu conhecimento das histórias da Bíblia. Ela se vira para sair.

— Espere um pouco, Quina. É óbvio que a Bíblia não conta a história de homens perfeitos e não esconde a verdade sobre eles. Eles são falhos, imperfeitos, porém alcançados pela bondade de Deus. De que outro modo essas personagens nos ensinariam sobre a natureza humana?

— Seu Ronaldo, quanto mais eu leio a Bíblia, mais não acredito naquilo que está escrito. Acredito em Deus, mas não que a religiosidade vai me ajudar a me libertar das drogas.

— Quina, os ensinamentos bíblicos não nos tiram da nossa condição humana, eles nos fazem compreender e viver plenamente a condição humana. É tudo que um portador de dependência química precisa. – eu me levanto.

— Não acredito!

— Quina, por favor! Não desista de nossas conversas.

— Hoje, não, Seu Ronaldo, hoje não!

## CAPÍTULO 3: POR QUÊ?

Ela abre a porta e sai, sem fechar.

Ela sai e eu me sento, um pouco atordoado com a sua reação.

Será que eu toquei em alguma ferida dela?

O que eu fiz de errado?

Um funcionário da instituição passa pelo corredor do lado de fora e me vê sozinho na sala. Ele me pergunta:

— Sozinho, Seu Ronaldo? Cadê seus pacientes?

— A Quina acabou de sair daqui, injuriada.

— Deve ser por causa da dona Rosa. – ele entra e cochicha, bem perto de mim.

— O que ela fez? – eu pergunto baixinho.

— Ela falou para a Quina que ela não tinha futuro nenhum fora daqui, porque a única opção que ela tem na vida é ser profissional do sexo. E, nesse caminho, sempre tem drogas.

— Jesus, Maria, José! – bato a mão na testa.

O funcionário faz sinal de zíper na boca.

— Eu não falei nada, Seu Ronaldo.

— Tô sabendo, obrigado por me contar.

Ele sai de fininho, assim como entrou, discretamente.

Eu respiro fundo e solto o ar com força do peito, como se pudesse assim me livrar da indignação que sinto.

— Como é que se ajuda as pessoas assim, quando tem tanta gente que trabalha contra, sem sequer perceber? – falo sozinho.

Levanto e fico em pé, olhando para o céu através da janela.

— O que eu faço, Senhor?

Fecho os olhos e faço uma oração silenciosa.

Alguns minutos depois, tenho uma ideia.

— É isso! Obrigado, Meu Deus!

Arrumo minhas coisas e me preparo para a próxima palestra.

Assobio uma música e me sinto tranquilo. Eu vou conseguir!

Eu estou há cerca de vinte minutos palestrando para os internos e seus familiares. Além de alguns funcionários que gostam de participar das minhas palestras.

Respiro fundo e olho para Quina um instante e continuo a falar.

— O propósito, minha gente, é o que muda e transforma o nosso caminho. O propósito tem a ver com a nossa capacidade de sonhar. Embora isso se perca com a dependência química, todo mundo tem um propósito dentro de si. Não importa o que seja, não tem que ser o que a sociedade quer, o que a família quer, o que seu parceiro ou parceira queira, mas o que vive dentro de você.

Encaro os olhos atentos em mim e percebo algumas pessoas emocionadas.

Eles são tão carentes, meu Deus. Use-me para tocar seus corações. Para motivá-los a seguir em frente, Senhor. É somente isso que eu Vos peço.

Continuo.

— Não importa o que você sonha, pode ser ter um relacionamento...

Olho discretamente para Cláudio e sorrio.

## CAPÍTULO 3: POR QUÊ?

— Por que não? Se for isso que fará você feliz e vai lhe dar força para superar o vício, é nisso que você deve prosseguir, deve sonhar. Porque tudo aquilo que a gente pensa e insiste em pensar é o que se torna realidade.

Vejo que Cláudio respira fundo e se remexe na cadeira.

Eu me sinto satisfeito e prossigo.

Durante um único dia, temos milhares de pensamentos e muitos deles são a repetição daquilo que mais pensamos. Como estão os seus pensamentos hoje? Você é capaz de dizer qual é o seu pensamento mais recorrente?

Encaro minha plateia com as sobrancelhas erguidas, como quem espera uma resposta. Olho para muitos deles e continuo.

Dentro de nosso cérebro existe uma coisa chamada SARA, Sistema Ativador Reticular Ascendente.

Olho para meus ouvintes e faço uma pequena pausa, para segurar sua atenção e, então, dou continuidade a minha explicação.

O SARA é responsável por regular o nosso sono e nossas ações, assim como despertar estímulos sensoriais. Esses estímulos são a força do nosso pensar.

Dou uns passos de onde estou e pergunto com os braços levantados.

— Alguém aqui já ouviu falar do SARA?

Olho para psicólogo Jorge.

Nada!

Qual a surpresa, Ronaldo? – penso comigo mesmo.

Esforço-me para não fazer nenhum sinal de negação com a cabeça ou pescoço e tento me desvencilhar da indignação. Ele é um profissional da área e deveria saber.

Continuo meu discurso.

— Vou citar alguns exemplos para você entender como o nosso SARA funciona.

Se você começa a desejar comprar um carro vermelho e pensa nisso dia e noite, toda vez que avistar um carro vermelho, seu cérebro estará atento e você vai ter a impressão de que está vendo mais veículos vermelhos do que antes.

Pergunto para a plateia.

— Mas vocês acham que isso é verdade?

Ninguém responde e não há problema. Faço esses questionamentos para mantê-los despertos, e eu mesmo respondo.

— Não é verdade. O que acontece é que, quando focamos num determinado pensamento, configuramos nosso cérebro para estar atento ao que estou pensando, então meu cérebro me faz perceber com muito mais atenção o que não estava vendo antes. Compreenderam?

Algumas pessoas concordam, movendo o pescoço e a cabeça.

Prossigo.

— Isso acontece para tudo. Se você está pensando muito em alguma coisa, seja um carro, uma moto, uma roupa, uma pessoa, um animal, um objeto e persiste neste pensamento, seu SARA vai fazer

## CAPÍTULO 3: POR QUÊ?

com que você perceba toda vez que se depara com aquilo que está pensando. Por outras palavras: nossos cérebros obedecem a nossos pensamentos.

Paro. Fico mudo e encaro um a um.

— O que vocês estão dizendo para o cérebro de vocês hoje? O que vocês têm sonhado dia e noite, alimentando os seus SARAS, é o que vai condicionar seus cérebros a encontrar para vocês?

Muitos se remexem nas cadeiras.

Eu falo mais alto.

— Vocês percebem o quanto podem mudar a vida de vocês com um simples pensar?

Olho para a Quina e vejo seu semblante bem melhor do que quando cheguei.

Suspiro.

A palestra continua e eu vou me animando cada vez mais.

Obrigado, meu Deus! Obrigado!

Continuo, me sentindo feliz e satisfeito pela oportunidade de compartilhar algo tão importante e ter a oportunidade de melhorar a vida dessas pessoas.

# CAPÍTULO 4

# POR QUE NÃO?

"Irmãos, quanto a mim, não julgo que o haja alcançado; mas uma coisa eu faço, e é que, esquecendo-me das coisas que atrás ficaram, e avançando para as que estão diante de mim."

(Filipenses 3:13,14)

# 4

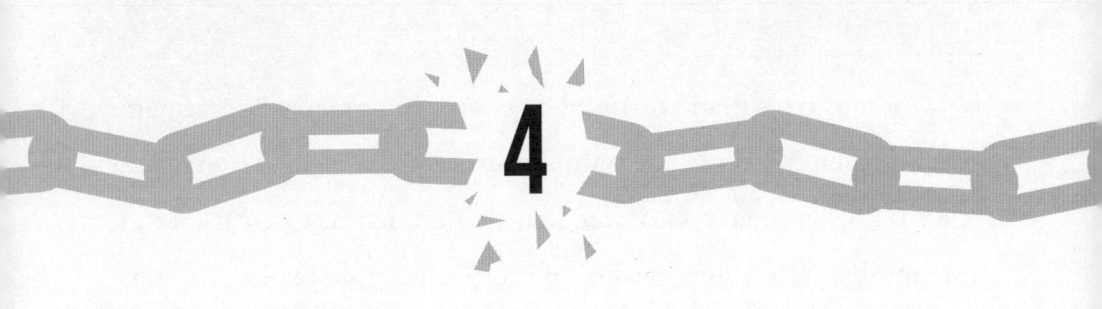

Você sabe dizer por que uma pessoa atinge o sucesso e outra não? Ainda que sejam indivíduos da mesma família como, por exemplo, dois irmãos que tiveram a mesma educação em casa, na escola, cultura, ambiente familiar, condições sociais e financeiras. Por que um se torna bem-sucedido e outro não? Você acha que é uma questão de sorte? Do acaso? Destino? Não!

E se eu dissesse que essa pessoa não bem-sucedida esteve sob um feitiço? E esse feitiço é o que tem impedido essa pessoa alcançar o sucesso que deseja ter na vida? Ou, no caso da dependência química, é esse feitiço que tem impedido essa pessoa de "ficar limpa", de se libertar definitivamente das drogas?

Você gostaria de saber como quebrá-lo?

Gostamos de pensar em nós mesmos como pessoas inteligentes, conscientes e responsáveis pelas nossas circunstâncias. Mas a verdade não é bem assim e, muitas vezes, passamos pela vida no piloto automático, aceitando e reclamando do que é sem perceber que algumas simples mudanças podem nos deixar no domínio das circunstâncias de nossa vida.

Somos o resultado de todos os nossos pensamentos, sentimentos e ações. No centro de tudo isso está a nossa mente, controlando tudo. Se uma pessoa acredita, desde criança, que vai crescer e um dia vai ser uma pessoa com capacidade de realização, uma pessoa de sucesso, que não é aquilo pelo que passou e que pode pensar, fazer e ser diferente, ela fatalmente criará um caminho para ela mesma, até que isso aconteça. O contrário também é verdadeiro: se alguém assimila que não é capaz devido a um comentário qualquer do pai, da mãe ou da professora e acredita nisso a vida inteira, ela se torna incapaz de produzir qualquer coisa significativa em sua vida.

Isso quer dizer que as palavras e comentários dos outros nos moldam? Depende se você toma isso como verdade ou não.

"O mais importante de tudo não é o que fizeram de você, mas o que você vai fazer com o que fizeram de você!" - como diria Sartre.

Até o momento em que amadurecemos e tomamos consciência de nós mesmos como seres adultos, podemos ser o tipo de pessoa que responsabiliza os pais, a cultura, as situações e até o vizinho pelos nossos fracassos; a partir do instante que crescemos de verdade e adquirimos o senso de autorresponsabilidade, passamos a ser donos dos nossos pensamentos e, principalmente, responsáveis pelas nossas ações.

Segundo Sigmund Freud, o pai da Psicanálise: "O pensamento é o ensaio da ação".

## CAPÍTULO 4: POR QUE NÃO?

Para Buda, "Somos o que pensamos. Tudo o que somos surge com nossos pensamentos. Com nossos pensamentos, fazemos o nosso mundo".

Grandes pensadores do passado já sabiam do poder do pensamento como resultado de nossas vidas.

Apesar de muito se falar em otimismo e pensamento positivo, a ponto de isso parecer modismo, saiba que o ditado bíblico "Orai e vigiai" trata exatamente da mesma coisa.

Nossa mente é nossa melhor amiga, mas também nossa pior inimiga. Ela trabalha tanto a favor quanto contra, quando o assunto é tomada de decisão. Temos, dentro de nossa mente, um talismã invisível, atitude mental, que possui dois poderes que causam grande impacto: o poder de atrair sucesso, felicidade e bem-estar, motivado pelo impulso da fé; e o poder de repelir tudo o que faz a vida valer a pena, motivado pelo impulso do medo. Esses dois poderes que Shirzad Chamine, autor do livro *Inteligência Positiva*, chama de: Sábio e o Sabotador. O sábio tem acesso à sabedoria, capacidade de compreender situações e aos poderes mentais não explorados. Os sabotadores são constantes tentativas de autossabotagem, pois eles nos conhecem melhor do que ninguém e têm acesso aos nossos pontos fracos, nos fazendo temer na hora mais inapropriada possível, bem como nos colocar em pânico, estado de preguiça, frustrações e papéis de vítima, nos sabotando constantemente, senão tomarmos as rédeas dos pensamentos e se não concentrarmos esforços em valorizar as ações do sábio.

Pense em você como disco rígido de computador, um dispositivo de armazenamento de dados. Esse feitiço que mencionei anteriormente é como um vírus, uma coleção de crenças limitantes e maus hábitos que estão sabotando a eficiência do seu disco.

Sabotadores é um conjunto de padrões mentais automáticos e habituais, cada um com sua própria crença que trabalha contra o que é melhor para você. Logo, são padrões de comportamentos que criamos como resposta a situações corriqueiras da vida, sendo responsáveis pelas sensações de fracasso e de desmotivação vivenciadas na vida pessoal.

Suas crenças, tudo o que você recebeu de todas as pessoas ao longo da vida, determinam o que é sua vida hoje. É a partir do seu sistema de crenças que você cria e desenvolve o pensamento. Portanto, você se torna no que pensa a maior parte do tempo.

No livro *Os segredos da mente milionária*, do empresário, palestrante motivacional e escritor canadense T. Harv Eker, ele consegue sintetizar, de forma clara e brilhante, como os nossos pensamentos são capazes de determinar todos os nossos resultados. Eker publicou a seguinte fórmula, criada por ele:

$$P > S > A = R$$

Em que pensamentos conduzem a sentimentos, sentimentos conduzem a ações e ações promovem resultados.

## CAPÍTULO 4: POR QUE NÃO?

> "É impossível progredir sem mudanças e aqueles que não mudam suas mentes não podem mudar nada."
> **(George Bernard Shaw)**

A psicologia, a neurociência e a neurolinguística confirmam que a origem dos pensamentos está nas nossas crenças. Elas são formadas ao longo do nosso desenvolvimento desde a infância até o momento presente. Desde tudo aquilo o que vê e escuta de outras pessoas, além das experiências pessoais vividas por cada indivíduo. É pertinente dizer que o conhecimento adquirido a partir de outras pessoas e dessas experiências é individual e muda de pessoa para pessoa, mesmo e em condições idênticas. Porque somos complexos nesse nível.

São cerca de setenta mil pensamentos por dia. Como dar conta de tudo isso? Por intermédio das emoções. Se eu estou no sofá, em silêncio e me sinto incomodado, é certo que: o que se passa na minha mente é negativo e vice-versa. Orar e vigiar significam estar atento a tudo o que se pensa e, na maioria das vezes, ser capaz de transformar um pensamento, quando se percebe o pensamento negativo.

Por exemplo, se você está pensando num relacionamento do passado que não deu certo, pode experimentar trocar este pensamento pela projeção de um relacionamento futuro. Você começa a se imaginar em outra relação, mais saudável e melhor do que a anterior.

Quem se prende ao passado, acaba se martirizando em pensamentos desnecessários e que não levam a lugar nenhum.

Por outro lado, quem vigia e aprende a transformar os próprios pensamentos, consegue projetar inúmeras situações positivas no futuro e aprende a agir em função desses pensamentos, porque descobre que este simples truque funciona e transforma toda uma vida.

Veja! Se você está entediado por qualquer motivo e começa a reclamar por se sentir assim, pode trocar o tédio por brincar com o bichinho de estimação, fazer uma caminhada ou ainda ouvir uma música e sintonizar a frequência da sua mente em algo mais positivo. São escolhas simples do dia a dia que mudam a sua vida da água para o vinho para sempre.

Agora, lhe pergunto novamente: Por que não? Por que você ainda não atingiu o sucesso, a prosperidade, as suas realizações tão sonhadas? Quais são as coisas que estão detendo você?

Existem pessoas que usam os pensamentos em favor delas mesmas e outras que, por não terem consciência da importância do que pensam, se tornam reféns de uma montanha diária de pensamentos ruins, tornam-se ansiosas, pessimistas, conformistas e incapazes de fazer algo bom para elas próprias.

Você precisa, em primeiro lugar, tonar-se uma pessoa consciente, compreender que nosso cérebro age por meio de duas mentes, a consciente, que é aquela que produz pensamentos constantemente, e a subconsciente, em que ficam registradas nossas emoções desde o momento da concepção, gestação, nascimento, infância até

## CAPÍTULO 4: POR QUE NÃO?

o momento presente. E acredite: nosso subconsciente precisa ser direcionado pelo consciente, por meio de autocontrole, meditação e uso de tantas ferramentas que existem disponíveis hoje, como a PNL, terapia, hipnose e outros.

Superar um vício depende de como você molda seus pensamentos. A partir do momento que se abre para vigiar o que pensa e começa a substituir pensamentos negativos por pensamentos positivos, suas ações também irão mudar, consequentemente, seus hábitos e, depois, toda uma vida.

Não é um processo fácil, seja alguém portador de dependência química ou não, o vício do pensamento pessimista também é algo a ser superado e transformado. Tudo é mutável e passível de ser melhorado, quando o indivíduo se abre para isso.

O que há de errado em sua vida? O que você acredita que pode ser melhorado? O que incomoda você? O que você quer ter ou ser que ainda não conseguiu? É capaz de perceber agora o quanto são seus próprios pensamentos que bloqueiam você?

Então, eu pergunto mais uma vez: porque você ainda não conseguiu alcançar seu objetivo?

...

Sete dias se passaram. Eu estou entrando na comunidade terapêutica para mais uma palestra e para os atendimentos individuais.

Suspiro.

De lá para cá tanta coisa aconteceu que eu nem posso imaginar como estão meus pacientes.

Ouço o barulho de pessoas gritando e falo sozinho.

— Mas o que está acontecendo?

Caminho rapidamente e reconheço a voz da Quina.

Lembro-me de que ela deixou a sala na nossa última sessão.

Coitada, ela já não estava bem por causa da dona Rosa, da própria comunidade terapêutica, do despreparo de quem deveria ajudar.

Sigo na direção das vozes e logo me deparo com a Quina, Cláudio atrás dela, Jorge e dona Rosa.

Suspiro e me aproximo.

— Quina?

Eles estão numa discussão feia, eu tento apartar.

Quina fala alto.

— Eu vou-me embora daqui, não aguento mais este lugar.

Ela se vira para sair, mas Cláudio a segura.

— Não, Quina, você não pode ir embora.

Dona Rosa responde de forma ainda pior.

— Pois você vai fazer o que todo mundo já esperava, não vai ser surpresa para ninguém.

— Dona Rosa... – eu solto.

Quina responde firme.

## CAPÍTULO 4: POR QUE NÃO?

— É tudo que a senhora quer, se ver livre de mim, não é mesmo, sua bruaca?

Eu tento intervir.

— Não, não, não. Eu não espero isso, não, Quina. Você tem muito a fazer aqui ainda.

Ela me olha com lágrimas nos olhos. Cláudio ainda segura seu ombro.

— Não vá, Quina, se acalme, escute o Seu Ronaldo.

— Eu tenho o que fazer agora, se me dão licença. – Jorge solta.

Ele dá de ombros e sai.

Mas como assim? Ele é o psicólogo da comunidade terapêutica. Não deveria tentar ajudar?

Eu olho para dona Rosa.

— Deixe a Quina comigo, dona Rosa, por favor, eu quero falar com ela.

Ela faz cara feia e responde.

— Eu lavo minhas mãos.

Dona Rosa sai e eu puxo a Quina pela mão.

— Vem, Quina, vamos conversar.

Ela fica imóvel.

— Mas o senhor não vai dar palestra agora?

Olho fundo em seus olhos.

— Eles podem esperar. Você é mais importante no momento.

Vejo que ela se sente acolhida. Olho para Cláudio e peço um favor.

— Avisa que eu vou me atrasar um pouco, Cláudio, por gentileza.

Ele sorri e agradece com seu semblante e um leve movimento do pescoço.

— Claro, Seu Ronaldo. É para já!

Viro-me e faço um sinal para a Quina, que parece um pouco mais calma.

Caminhamos juntos até a sala de atendimento.

Já sentados, pergunto para ela.

— O que aconteceu, Quina? O que foi aquilo tudo?

Ela se exalta novamente.

— A dona Rosa, Seu Ronaldo, é uma hipócrita, ignorante.

— Por quê? O que ela fez?

— Disse que eu estou querendo dar para todo mundo aqui, que não penso em outra coisa. E porque não consigo, já devia ir embora de uma vez.

Não acredito que ela disse isso. Respiro fundo e falo amorosamente.

— Quina, essas instituições todas têm um método antigo de trabalhar, eu entendo que é difícil, mas é melhor do que estar fora daqui...

Ela me interrompe.

— Apesar de algumas dificuldades aqui, sou muito grata à Instituição pelo acolhimento, pois me possibilitou aprender muito sobre mim mesma, me deu muita energia para acreditar em mim de novo e enxergar uma luz no final do túnel, Seu Ronaldo. Mas está na hora de buscar vida nova.

## CAPÍTULO 4: POR QUE NÃO?

Decido deixá-la falar e fico quieto, apenas cruzo os braços e fico olhando para ela.

É importante que ela se sinta ouvida e acolhida.

Então, ela continua.

— Sabe, Seu Ronaldo, pessoas como eu não têm lugar na família, na sociedade, em lugar algum.

— Hum!

— Eu já estou acostumada com isso, mas veja: este lugar parece um hospício, não tem um enfeite nos quartos, somente paredes brancas, não tem portas, somos vigiados o tempo todo. Dá uma sensação de prisão, sabe?

— É, o Cláudio já disse isso também.

Ela prossegue.

— Falta apoio, Seu Ronaldo. O senhor é a única pessoa que parece querer entender as pessoas que estão aqui. O psicólogo até tenta, mas, a meu ver, ele parece tão despreparado...

Questiono.

— Mas você percebe que no fundo eles estão tentando? Do jeito deles, mas é o que são capazes de fazer. Melhor aqui do que lá fora.

Ela abaixa a cabeça, cruza as mãos à frente de seu corpo e fica olhando para elas.

Eu tento acalmá-la um pouco mais.

— Sabe, Quina. Eu realmente entendo você, porque, se pudesse, faria muito mais aqui dentro e em outras instituições, mas no momento a gente não tem como mudar, tem que seguir como pode.

— É... – ela sussurra.

— Dê-me uma chance. Você já disse que confia nas minhas intenções. Por favor, não vá embora.

Olho no relógio.

— Vamos para a palestra e, depois, vamos fazer o seu atendimento.

— Tá. Mas eu não sei se vou ficar.

— Apenas prometa que vai ficar para o atendimento, depois, falamos sobre o depois.

Ela assente.

— Ufa, obrigado, meu Deus!

Eu me levanto e ela faz o mesmo.

— Obrigado, Quina.

Ela me olha assustada.

— Pelo quê?

— Pela sua confiança!

Ela chacoalha a cabeça e faz um charme com o cabelo.

— Imagina, Seu Ronaldo.

Pronto, já ficou boa.

Eu rio, discretamente.

— Do que o senhor está rindo? De mim?

— Você é uma boa pessoa, Quina. Tem bom humor para a vida.

Ela sorri e anda graciosamente, como se estivesse desfilando.

## CAPÍTULO 4: POR QUE NÃO?

Essa Quina é danada, que bom que ela me ouviu. Seguimos rumo ao auditório.

Eu estou novamente na minha sala, aguardando a senhorita Quina. Olho no relógio.

— Mas cadê aquela danada?

Levanto-me e vou até a porta para olhar no corredor.

Dou de cara com Jorge passando.

— Você viu a Quina, Jorge?

Ele dá de ombros e responde com pouco caso.

— Acho que deve estar fazendo a mala para ir embora.

— O quê?

— A Dona Rosa disse que ela ia embora ainda hoje.

— Mas como assim? Eu falei com ela antes da palestra e ela disse que faria a sessão comigo hoje.

— Parece que elas discutiram de novo depois da sua palestra.

— Eu não acredito! – falo sussurrando.

— Mas ela me prometeu que viria falar comigo...

Ele responde de forma debochada.

— Acho que ela mudou de ideia.

Respiro fundo e olho no relógio outra vez, o pensamento de dúvida enche minha cabeça.

Decido procurar Quina.

Eu chego ao dormitório e vejo a dona Rosa andando por entre as camas, como se estivesse procurando alguma coisa.

— Dona Rosa, a senhora viu a Quina?

— Foi embora.

— Como assim, foi embora, dona Rosa?

Ela me olha emburrada e responde.

— Ela quis ir, o que a gente tem a ver com isso? É uma ingrata e sendo quem é não tem a menor chance mesmo.

Calma, Ronaldo, conte até dez! Ponho as mãos na cintura e tento argumentar.

— Dona Rosa, o fato de ela ser transexual somente nos mostra que ela precisa ainda mais de apoio e não o contrário. Dizer para ela que apenas pode ser profissional de sexo é até um pecado, a senhora não acha?

— Não, acho que é ser realista.

— Dona Rosa, a Quina é formada em enfermagem.

— E quem vai querer ser atendido por um homem metade homem, metade mulher?

Quanto preconceito, meu Deus!

Pego-me movendo o pescoço para os lados, tamanha a minha indignação.

Tento conquistar a atenção de dona Rosa, por um momento, pelo menos.

— Dona Rosa, eu posso falar sério com a senhora?

Ela me olha, em silêncio, não diz uma palavra.

Eu sento numa cama atrás de mim e gesticulo para que ela se sente na cama à minha frente.

**CAPÍTULO 4: POR QUE NÃO?**

Felizmente, ela aceita o meu convite para esta conversa.

Eu suspiro e começo a falar.

— Dona Rosa, por que a senhora aceitou trabalhar aqui?

— O que isso tem a ver com a Quina, Seu Ronaldo?

Abaixo a cabeça, tentando pensar nas melhores palavras possíveis. E respondo calmamente.

— Dona Rosa, por que a senhora decidiu trabalhar com pessoas usuárias de drogas, em que é preciso ter muita paciência e não culpar o usuário pela situação em que ele vive?

Ela responde com firmeza.

— Para cumprir determinação superior, necessidade de trabalho e a fazer a vontade de Deus.

— Que bênção, dona Rosa!

Olho para ela um momento e faço uma nova pergunta.

— Você acha que pode ser da vontade de Deus que a gente ajude todo mundo aqui?

— Lógico!

— A senhora acha que isso pode incluir a senhorita Quina?

Ela faz cara feia e contra-argumenta.

— Ela tem que se ajudar primeiro, Seu Ronaldo. Eu não tenho culpa de ela ser esse negócio aí de transexual, gay, seja o que for.

Perdoa o preconceito, Senhor!

— Dona Rosa, as pessoas que têm orientação sexual fora do padrão tendem a sofrer muito mais do que a gente.

— Mas eles são o que são porque querem.

— Não é bem assim, dona Rosa.

— E como é então, Seu Ronaldo? Não vá me dizer que a comunidade tem responsabilidade no que eles são? Eles já chegam aqui assim. E a gente faz tudo o que pode, mas não dá para fazer a Quina virar homem.

— Não se trata disso, dona Rosa. Ela pode ser homem, mulher, tanto faz, o que a gente não precisa e não deve fazer é julgar o que ela é.

Ela com cara de poucos amigos.

Eu insisto.

— Dona Rosa, a senhora tem ideia do que essas pessoas sofrem dentro de casa?

Olho para ela com atenção e continuo.

— Essas pessoas já são rejeitadas pela própria mãe, pai, irmãos, vizinhos, na escola, tudo.

— Pois é, então por que a gente deveria aceitar?

Excelente ponto!

Esboço um leve sorriso e respondo.

— Por que nós nos prontificamos a ajudar essas pessoas, não é mesmo?

Ela abaixa a cabeça.

— Veja bem, dona Rosa. Toda a sociedade já condena as pessoas que escolhem outra opção sexual. Será que a gente também precisa condenar? Como é que a gente vai ajudar essas pessoas a se livrarem

## CAPÍTULO 4: POR QUE NÃO?

das drogas se ficarmos apertando o dedo na ferida delas? Será que é isso que Deus espera da gente?

Ela me encara com o semblante um pouco mais ameno.

— O que o senhor quer que eu faça?

— Gostaria de sugerir que a senhora tivesse mais paciência com a Quina ou com qualquer pessoa que tenha outra opção sexual.

— De que maneira?

— Essas pessoas são escolhidas para serem vítimas de fofoca, de calúnia e de tudo que você pensar de ruim. Vamos olhar para a Quina com um novo olhar. Um olhar de graça, de compaixão e numa posição de empatia, se colocar no lugar dela. E não alimentar a crença de que pessoa transexual, cada vez mais, é difícil imaginar seu futuro, quanto à carreira profissional, relacionamentos etc.

— Mas isso não é verdade?

— Não, Dona Rosa, não é. Hoje em dia, por mais preconceito que ainda exista, a sociedade está se abrindo para essas pessoas. Nem todo mundo tem que ser profissional do sexo.

— Hum!

— Hoje existem mulheres como a Quina até na política, a senhora não sabe disso?

Ela arregala os olhos e eu confirmo.

— É verdade. Nas escolas também.

Ela balança o pescoço para os lados, como quem não acredita.

— Eu mostro para a senhora.

Pego o celular e mostro quatro mulheres trans eleitas deputadas nas últimas eleições. Duas deputadas federais e duas deputadas estaduais.

— Esse mundo tá virado mesmo...

— Não, dona Rosa. Nosso mundo está se tornando mais inclusivo, aceitando as diversidades. Não seria este o caminho do acolhimento? Do amor? Do que Deus espera que a gente aceite uns dos outros?

Ela se levanta bruscamente.

— Eu não sei, Seu Ronaldo, mas vou tentar fazer o que o senhor sugeriu.

— E o que seria? – ela responde, irritada.

— Vou tratar bem a Quina ou qualquer um que não seja homem de verdade, por aqui.

— Obrigado, Dona Rosa, eu lhe agradeço.

Ela se vira e fala de forma ríspida.

— De nada.

Eu suspiro.

— Melhor do que nada!

Levanto-me e corro para a entrada da comunidade.

Quem sabe eu ainda pego aquela danada.

Eu estou ofegante, do lado de fora da comunidade, tentando encontrar a senhorita Quina e pergunto para alguns funcionários que estão varrendo o chão.

— Alguém viu a Quina? Você viu?

## CAPÍTULO 4: POR QUE NÃO?

— Vi não, senhor.

Caminho um pouco mais e pergunto para outra pessoa.

— Você viu a Quina passar por aqui?

A mulher aponta o dedo e diz.

— Ela passou aqui já tem um tempo, pegou o ônibus ali e foi embora.

— Ai, meu Deus do céu.

Sinto meus ombros caírem de meu corpo, tamanho o peso da derrota.

Perdemos a Quina. Eu não acredito, fico olhando para a rua e para o ponto de ônibus. Para onde ela foi, meu Deus?

A senhora dá de ombros e parece que ninguém se importa.

A mulher parece adivinhar meus pensamentos e comenta.

— Aqui é um entra e sai das mesmas pessoas todos os dias, Seu Ronaldo. Não é sua responsabilidade isso aí não, visse?

— Será? – olho para ela e desabafo.

— Pode até ser que não seja responsabilidade minha, mas sabe quando você tem uma vontade genuína de ajudar?

Ela me olha fundo nos olhos.

— O senhor é um homem bom!

Balanço a cabeça para os lados.

— Pode até ser, mas não está sendo o suficiente.

Viro-me para voltar a minha sala de atendimento, quando a ouço falar comigo mais uma vez.

— Sabe, Seu Ronaldo? Eu acho que a dona Quina vai voltar, viu? Não se preocupe.

— Por que a senhora acha isso?

— Não é a primeira vez, ela volta. Eu sei que ela volta.

Olho profundamente para ela e, por algum motivo, eu sinto esperança. Talvez seja a vontade de acreditar em suas palavras.

Observo em seu crachá e procuro ler seu nome.

Respondo.

— Tomara, dona Maria, tomara.

Já na minha sala, me preparo para o próximo atendimento, mas ainda me sinto derrotado.

Cláudio entra e eu tento focar minha atenção somente nele.

— Entra, rapaz.

Ele me olha atento e parece que lê os meus pensamentos.

— Seu Ronaldo, não fique chateado, não. A Quina volta para concluir o seu tratamento e se libertar definitivamente das drogas.

Olho para ele, lembrando das palavras da dona Maria.

— Por que você diz isso? Como todo mundo pode ter tanta certeza?

— Não é a primeira vez. Ela volta.

Respiro pausadamente, tentando acreditar em suas palavras e desabafo.

— Você sabe dos perigos para ela lá fora, não sabe?

— Sei, ela pode ter uma recaída, mas sei que ela vai voltar, seu Ronaldo.

## CAPÍTULO 4: POR QUE NÃO?

— É, você tem razão. Vamos esperar que ela volte! – concordo.

Ele assente e eu decido começar novamente, agora com o foco realmente todo voltado para ele.

— Como você está passando?

Ele suspira e eu o observo, agora.

Ele parece diferente.

— Está com algum problema?

O que será que ele tem? Teve alguma ameaça de recaída?

— Sim. Não estou bem.

— Fale aí.

— Sabe aquele bilhete que a Ana me entregou?

Lá vamos nós! – penso discretamente.

— Sim. Ela está apaixonada.

— Eu até achei que estava, Seu Ronaldo, consegui roubar um beijo dela na porta do banheiro, escondido.

— Mas que cabra safado... – eu solto, rindo.

Ele sorri também, mas depois faz cara de triste.

— Não está feliz?

— Até fiquei feliz com o beijo, mas depois o senhor não sabe o que aconteceu.

— O marido dela?

— Não...

— Não estou entendendo, Cláudio. Ela está apaixonada por você, rapaz.

— Era bom que fosse verdade, mas não é.

— Como assim?

Coloco as mãos atrás da cabeça e me preparo para o consultório amoroso do dia.

Ele então conta sua história.

— Sabe, eu enviei um bilhete resposta dizendo assim: "Eu a amo. Não posso imaginar minha vida sem você".

— Legal, mandou bem. Demonstrou amor por ela.

— Mas, Seu Ronaldo, ela me respondeu "Pois eu posso".

— Qual é o problema?

— Acho que ela não acreditou na minha declaração de amor. Eu disse que não podia imaginar minha vida sem ela. Ela respondeu que ela pode.

— Uau! Ela realmente falou isso?

— Ela disse "Eu posso". Quer dizer que ela não me ama e, por isso, pode imaginar a vida sem mim. Estou lascado. Acho que ela pensa somente em sexo.

— Então, você não entendeu nada, bobão! Acho que ela não acreditou na sua declaração. Afinal, você está na marcha lenta. Ela quer atitude sua, meu amigo. Atitude de um homem alfa. Aquele que confia nos seus valores masculinos e na sua capacidade de conquistar qualquer mulher. As mulheres preferem os homens confiantes e com iniciativa e percebe isso como um sinal de força e poder. É assim que funcionam as coisas.

## CAPÍTULO 4: POR QUE NÃO?

— Será?

Cláudio arregala os olhos, brilhando.

Ele dá um pulo de alegria.

— Agora entendi. Vou para cima.

Ele levanta-se todo empolgado e dá um giro em volta do próprio corpo, comemorando.

— Ai, meu Deus do céu!

— Eu vou ficar com a Ana, Seu Ronaldo! Eu vou ficar com a Ana!

— Vai, vai sim, mas agora se acalme, vamos a nossa sessão de hoje.

— Eu vou para onde o senhor quiser.

O danado me dá um beijo na bochecha.

— Mas o que é isso, Cláudio. Tome tento!

Ele está com sorriso de orelha a orelha e se senta.

— Pronto?

— Pronto!

— Eu não acredito!

Limpo a bochecha e foco na sessão.

— Você fez sua Declaração de Missão e Propósito?

— Fiz sim. Quer que eu leia?

Ele fala já abrindo o caderno, todo orgulhoso e feliz.

O que não faz o amor? Penso em Lúcia um instante e movo o pescoço para baixo, sinalizando para que ele comece a leitura.

— Minha missão é ser um engenheiro agrônomo, especialista em fitopatologia e sementes, de forma a contribuir com a construção de uma sociedade próspera, usando a minha capacidade de avaliar, descrever, analisar, com o objetivo de melhorar a produtividade e a qualidade de plantações e rebanhos em benefício da sociedade brasileira.

— Muito bem!

Que orgulho desse rapaz!

Continuo.

— Eu sabia que você era capaz, Cláudio. Parabéns!

— Obrigado. Eu devo muito disso ao senhor.

— Não deve nada.

Ele me olha com carinho.

— O senhor sente falta dela, né, Seu Ronaldo?

Fico curioso.

— De quem? Da Quina?

Ele ri.

— Não, Seu Ronaldo, da dona Lúcia.

Que sensibilidade! Tocou no ponto!

Levanto-me, tentando me desvencilhar das emoções todas desse dia.

— Vamos parar por aqui, Cláudio. Por hoje já foi o bastante.

— O senhor acha que eu devo escrever outro bilhete para a Ana ou vou logo pegando ela no banheiro de novo?

Ponho as mãos na cintura.

— Mas olha!... Você está aqui comigo e somente pensa na professorinha?

**CAPÍTULO 4: POR QUE NÃO?**

— Eu estou apaixonado, Seu Ronaldo.

Vou abrindo a porta para ele sair.

— Mas Seu Ronaldo, me responde, vai.

Chacoalho a cabeça e digo exatamente o que ele quer ouvir.

— Pega ela logo, vai.

Ele dá um pulo, esticando o braço direito para cima, como quem comemora uma vitória.

— Eu não acredito!

Ele sai todo feliz e saltitante.

Sinto-me cansado e apenas me despeço.

— Até a nossa próxima sessão, Cláudio! Que dia!

**Na semana seguinte.**

— Bom dia, Cláudio!

Ele assente e eu já dou início ao que tenho intenção de falar.

— Hoje eu vim aqui para falar de família. Eu sei que algumas pessoas não gostam e fecham o coração, porque talvez sequer tenham família, não quer ter e tem raiva de quem tem.

Percebo sua seriedade e logo ele responde.

— Eu sei. Para mim, falar a palavra família já dói.

Olho sério para ele.

— Pois é, e até agora você não se abriu comigo sobre a sua família.

Ele abaixa a cabeça.

— Eu sei que é difícil, meu rapaz, mas confie. Enfrentar a sua maior dor é o que mais vai trazer a sua libertação, cura e abrir novos caminhos.

Ele me olha.

Eu ressalto.

— Inclusive, é o que mais vai ajudar na sua relação com a Ana.

Agora seus olhos brilham.

Aproximo-me e falo.

— Quando a gente se cura, é quando mais pode amar o outro, sem dor, sem rejeição, sem cobrança. Você fica bem por dentro, com você mesmo e é quando se torna a sua melhor versão para estar com outra pessoa.

Ele dá um pulo.

— Eu quero isso, Seu Ronaldo! Eu quero sim! Acho que agora é a hora para eu me libertar, definitivamente, dessa vida sofrida.

Suspiro.

— Muito bem! Agradeço pela sua confiança e quero propor algo muito sério.

— O quê?

Ele me olha atentamente.

Eu explico.

— A terapia do perdão.

— Como é isso?

Limpo a garganta.

## CAPÍTULO 4: POR QUE NÃO?

— Cláudio, eu sei que há muitas coisas que você gostaria de mudar. Você tem consciência de onde está, já sabe o que quer, já encontrou o porquê de seu propósito e uma bela missão de vida. Não é?

Ele pensa um pouco antes de responder, como se estivesse assimilando as minhas palavras.

— Sim, mas não está sendo fácil. Em verdade, sinto-me doente e cansado de não conseguir o que eu quero.

— Eu quero que você entenda uma coisa. Toda a sua vida é o resultado de seus pensamentos, sentimentos e ações. O que você pensa, determina seu sentimento, que gera uma ação e produz o resultado. Ou seja, sua mente e emoções impactam sua realidade. O que você pensa o tempo todo molda a sua realidade. Seus pensamentos são decorrentes de seu sistema de crenças.

Faço uma leve pausa, para estar certo de que ele está atento.

Ele balança o pescoço.

— Sim, o senhor me fez entender bem isso.

Volto ao meu raciocínio.

— Uma crença é um sentimento de certeza sobre o significado de alguma coisa. Existem dois tipos de crenças, a crença que limita e a que fortalece. Todos nós temos crenças limitantes, ninguém é perfeito. E o centro de tudo isso está na mente. Logo, sua mente está controlando tudo, de como se relacionar com as pessoas, com a sua forma psíquica, para saber se você deve ou não fazer uso de droga.

— Hum!

— Vejo-o olhar para a janela, talvez esteja cansado da explicação.

— Resumindo, se você não está vivendo o que deseja, é devido ao que está acontecendo em seu mundo interior.

— Como assim?

— Veja! Você não está conseguindo deixar de pensar nas drogas? Seu mundo interior. Você não está conseguindo se libertar definitivamente do vício? Seu mundo interior. Você não está atraindo novas amizades alinhadas com seu propósito de vida nova? Seu mundo interior.

— Hum!

Olho para ele e penso em outras formas de dizer a mesma coisa.

— Você não é capaz de superar as barreiras e dificuldades na reinserção no mercado de trabalho? Seu mundo interior. Você não está conseguindo lidar bem com o convívio familiar? Seu mundo interior.

— Ah! Por isso minha cabeça está presa no prazer das drogas, o que me deixa inseguro e com medo de recaída.

Sim! Bingo. Adoro esse rapaz!

— Isso. Há muita gente com dificuldade de lidar com as frustrações e resolver problemas, traumas da infância. O que daí se torna ansiedade, desespero, pânico, raiva, culpa, desamparo.

— É...

— Em um mundo perfeito, você sempre teria o caminho certo do pensamento, sempre se sentiria bem e tomaria as melhores

## CAPÍTULO 4: POR QUE NÃO?

decisões. Mas o mundo não é perfeito e as coisas nem sempre funcionam do jeito que a gente quer.

Ele levanta e fica em pé, perto da janela. Eu não digo nada, é importante que ele se sinta à vontade.

— Puxa vida! Então, quer dizer que tudo está relacionado à mente? Tudo mesmo?

(Levanto-me também e fico de pé, olhando para ele, encostado na minha mesa).

— Cláudio, o que quer que você tenha na sua mente de forma consistente é o que você cria em sua vida. Como você pode ter sucesso contra o vício se está, inconscientemente, dizendo a si mesmo que a dependência é uma doença incurável e quase nunca aceita conselhos de outras pessoas?

— Mas todo mundo diz isso.

Levanto o dedo para cima.

— Eu não! E quero que você acredite em mim! Porque eu já ajudei muita gente a se curar, mostrando para elas que não devem acreditar nisso.

— É, eu prefiro acreditar no senhor também.

Suspiro.

— Ótimo! Porque a grande verdade é que os portadores de dependência química são pessoas com dificuldades de lidar com suas emoções, sentimentos. E seus pensamentos são a causa do sofrimento.

— E como é que se resolve o pensamento, Seu Ronaldo? Cadê o botão que a gente aperta para parar de pensar?

Movo o pescoço, concordando com ele. Sinto-me feliz de ver que ele acompanha o que digo, sem qualquer dificuldade.

Continuo.

— Se você quer se libertar das drogas e ainda não conseguiu, é porque em algum lugar tem uma desconexão acontecendo na sua cabeça. Uma parte da sua mente está trabalhando contra você.

Vejo dúvida no seu olhar.

— Vou dar um exemplo, você pode desejar profundamente se libertar das drogas, mas uma parte de você sente que usar droga é bom ou que você não precisa se livrar dela.

Ele se senta de novo na cadeira.

— O que fazer, então?

Eu toco em seu ombro.

— Tudo o que precisa fazer quando não estiver se sentindo bem é tomar consciência e observar seus pensamentos sobre o que está dizendo a si mesmo.

— Hum!

Eu me sento perto dele e olho fundo em seus olhos.

— Com certeza esse pensamento não é coisa boa. Se fosse, você estaria se sentindo bem. Depois que você percebe isso, você muda seu pensamento e interpreta a situação de uma nova maneira positiva. Ter essa consciência é a chave para alcançar o que você quer. Todo

## CAPÍTULO 4: POR QUE NÃO?

mundo tem essas duas mentes. Uma que temos consciência e outra não a qual trabalha sabotando nossos esforços.

Cláudio ri.

— É o diabinho e o anjinho na nossa cabeça? Aquela voz que a gente escuta o tempo todo, discutindo uma com a outra?

Bato uma mão na outra.

— Isso, rapaz! É isso mesmo! Mas a maioria das pessoas não percebe isso e não toma as rédeas de sua própria consciência sobre o que está acontecendo e não consegue melhorar elas mesmas, ficam estagnadas a vida inteira, sempre nos mesmos problemas.

Olho atentamente para ele.

— Você quer tomar consciência e vencer essas circunstâncias?

— Sim.

— Ótimo!

Respiro profundamente e solto, agradecido pelo momento.

— Então, Cláudio, você entende agora que a mente controla os resultados que você quer mudar. Então, tem que mudar o que está acontecendo dentro da sua mente. Logo, você precisa entender como funciona a sua mente. Certo?

— Sim!

Ajeito meus ombros e me remexo um pouco, sinto meu corpo enrijecido.

— Em verdade, temos três mentes distintas e separadas que têm dificuldades de se comunicarem consciente, subconsciente e inconsciente.

— É, já ouvi falar.

Balanço a cabeça e continuo para não perder minha linha de raciocínio nem a atenção dele.

— A mente consciente é a que estamos agora e ela é analítica, racional e em que está nossa força de vontade. A subconsciente é aquela em que realmente todos nós vivemos. Ela é poderosa e pode transformá-lo em qualquer coisa que quiser, por exemplo, se libertar definitivamente das drogas. Sua mente subconsciente é sua melhor amiga ou sua pior inimiga.

— Nossa! A coisa é complexa.

Concordo com ele e bato as mãos nas minhas pernas.

— Agora, quero que você saiba que nossa mente subconsciente funciona da mesma maneira que um computador. Para funcionar, precisa de um programa. A gente programa o subconsciente todos os dias, por meio de nossas experiências, desde o ventre da mãe até o dia de nossa morte – também todos os seus hábitos, bons ou maus. Para que você mude sua vida, você precisa mudar a programação subconsciente de sua mente. Não há outra forma de evitar isso.

— Entendi, Seu Ronaldo.

Que dia importante é este!

— Logo, quero que entenda que, desde o dia em que você veio ao mundo, está escrevendo sua própria história e tem emoções anexadas e muitas delas são negativas. E o mais importante, quero que compreenda que você se torna resultado de tudo o que já aconteceu com você.

## CAPÍTULO 4: POR QUE NÃO?

Cláudio abaixa a cabeça e fica olhando para o chão. Percebo que alguma coisa tocou seu coração.

Ficamos em silêncio alguns segundos, percebo que ele precisa disso.

Logo, ele desabafa.

— Sabe, Seu Ronaldo, a história da minha vida é difícil. Uma infância horrível e uma adolescência pior ainda. Eu não sei se consigo falar!

— Coragem, rapaz! Pense que isso vai ajudar você e a Ana.

Ele me olha, respira fundo e solta, fica olhando pela janela.

Tento encorajá-lo.

— Sabe, Cláudio, você pode escolher onde quer viver, e somente pode viver em um lugar entre três que são no passado, no presente ou no futuro. As pessoas que vivem no passado deixam toda negatividade do passado as machucarem no presente. É fundamental que veja o passado como uma lição e aprenda.

Ele volta a olhar para mim e eu completo.

— As pessoas que escolhem viver no futuro são apenas sonhadores, nunca agem no presente para transformar na realidade atual. No fundo, são ansiosas. Agora, as que vivem no presente, planejam seu futuro e tomam as decisões usando as experiências do passado.

— Seu Ronaldo, não é isso o que você falou numa palestra em que dizia algo como o seu passado está na sua mente, mas seu futuro está nas suas mãos?

— Isso mesmo. Seu futuro apenas depende de você, não depende de ninguém, nem o que você foi, do que aconteceu ou deixou de acontecer. O que você deve fazer é ter atitude e seguir o que está escrito em Filipenses 3:13: "Irmãos, quanto a mim, não julgo que o haja alcançado; mas uma coisa faço: esquecendo-me das coisas que atrás ficaram, e avançando para as que estão diante de mim".

— Seu Ronaldo, e as coisas que aconteceram no passado, que me machucaram muito, como é que ficam?

— É fundamental que você veja o passado apenas como uma lição. Algumas situações traumáticas não são fáceis de abandonar. Por isso, é importante saber sobre como nossas experiências no passado, principalmente na infância, impactam nossas vidas.

Percebo que ele está mais atento do que nunca. Deve ser por causa da Ana, ele quer se libertar para ela.

Aproveito a oportunidade com gratidão.

As primeiras experiências ocorrem no útero da mãe. O bebê desconhece qualquer outra coisa. Qualquer variação desse mundo gera uma reação do feto. Muitas coisas podem acontecer e o bebê se sentir rejeitado, achar que não é bem-vindo. Por exemplo, ser fruto de uma gravidez indesejada ou uma tentativa de aborto. Fica um registro em seu subconsciente de uma profunda dor de rejeição.

Ele arregala os olhos.

— Nossa, Seu Ronaldo, faz sentido isso aí.

## CAPÍTULO 4: POR QUE NÃO?

— Claro. Daí para frente, quando esse feto nasce, cresce, certas emoções criam raízes nessas experiências, principalmente durante os primeiros seis anos de idade, que podem levar a criança a sentir a dor do abandono, a dor da manipulação, a dor da humilhação, a dor da traição e o sentimento de culpa.

Cláudio balança a cabeça para cima e para baixo, concordando com cada palavra.

Eu prossigo.

— A culpa é uma emoção de efeito posterior, ela somente acontece depois, quando dizemos a nós mesmos, nossa, se eu não tivesse feito isso, aquilo não teria acontecido. Então, a culpa surge. Ou, se eu tivesse feito isso, nada daquilo teria acontecido, e a culpa entra. Você entende, né?

— Sim, sim, estou entendendo, faz muito sentido tudo isso, Seu Ronaldo, somente que esse tipo de coisa a gente não aprende na escola. Parece tão importante!

— E é. Isso mudaria a vida de todo o mundo se falasse disso nas escolas. Veja, o sentimento de culpa é muito forte e jamais deve ser guardado, pois é o responsável pelas doenças emocionais como depressão, tratar mal os outros, estar sempre encontrando culpados para tudo, mau humor, autodepreciação, vícios em drogas e isolamento.

Ele sussurra.

— Como eu, nas drogas.

Balanço a cabeça.

— E quando você olha para a sua vida, para os seus relacionamentos, como você agiu e como as pessoas agiram com você, então percebe muita culpa pelas coisas que você fez errado, ou que fizeram com você, né?

Ele assente.

Fico uns segundos em pausa e volto a falar.

— É importante ressaltar que existem dois tipos de culpa: a verdadeira e a falsa. A verdadeira culpa é baseada no amor, a pessoa sofre por ter magoado quem ama e que não merecia ser ferida. A falsa culpa é baseada no medo interior de punição, como perder o amor do ente querido, pois percebe que comprometeu seus próprios padrões de conduta ou violou os padrões morais universais. Agora, você sabia que, se nós removermos toda a culpa, ficamos absolutamente leves, curados? Você gostaria disso?

— Claro.

— Existe uma ferramenta que sempre funciona e apaga a culpa. Essa ferramenta se chama perdão. Mas é imperioso que você não apenas verbalize a palavra perdão, mas sim que sinta isso, de forma honesta e verdadeira. Certo?

— Bem, eu vou tentar!

— A coisa funciona assim. Num momento, vou pedir que perdoasse, verdadeiramente, todas as pessoas, vivas ou mortas, que já o machucaram, de qualquer forma. Vou pedir que lhes perdoe e as liberte. Se você conseguir isso, vai se sentir melhor e livre. Se não, nada acontece.

## CAPÍTULO 4: POR QUE NÃO?

— Sim, sim!

— O perdão é uma terapia que cura o coração humano e as relações entre as pessoas. É fundamental para fechar feridas, ultrapassar desavenças, reparar injustiças, aproximar pessoas e restabelecer as boas relações em família e na sociedade.

Ele tem um sorriso aberto.

— Isso seria muito bom!

— Claro que é, muda a vida. O perdão é um sentimento libertador. Perdoar é uma decisão inteligente, é bom para quem dá e para quem recebe. Não precisa esperar o ofensor pedir perdão nem que ele pague por isso. Quem perdoa se liberta da escravidão de quem o machucou. Quem não perdoa, fica escravo dessas emoções.

Cláudio está atento, se move na cadeira, mas não desvia o olhar nem um segundo.

Eu dou continuidade no processo.

— Não precisa concordar com o que o ofensor fez. Basta entender que ele é um ser humano resultado da programação dele, assim como você e eu. Você estaria disposto a fazer, com todo o seu coração, a dar a si mesmo o maior presente que já deu em toda sua vida?

— Sim.

Abaixo o queixo no peito, feliz.

— Cláudio, você quer limpar todo vício que está dentro de você, todo desejo por droga, quer eliminar isso de você?

— Quero sim!

— Vamos fazer, então, um processo de hipnose usando o modelo de indução de Dave Elman, como instrumento de hipnoterapia do perdão? Você sabe que existem muitos mitos sobre a hipnoterapia, do tipo o hipnotizado confessa segredos sem querer, é impossível acordar do transe, fica inconsciente e tantos outros.

— Certo, eu já sei que não vou ser forçado a nada que eu não queira nem ficar preso na hipnose, me sinto seguro e confiante. Estou pronto!

— Cláudio, se você me permitir ser seu guia, mostrarei como se colocar em um ótimo estado de hipnose, sentindo o relaxamento físico e os sinais de alerta para cuidar da saúde mental, e como permanecer lá até que tenhamos acabado.

— Permito sim. Já fiz viagens mentais no uso de droga, por que não aqui, com você?

— Ótimo. Então, Cláudio, eu peço que respire bem fundo e feche os olhos.

Ele se ajeita na cadeira de forma confortável e começa a seguir minhas sugestões.

— Agora, relaxe os músculos dos olhos a ponto de não funcionarem mais.

Vejo suas pálpebras tremendo e continuo.

— Agora, deixe essa sensação descer até as pontas dos pés...

As pálpebras dele vão adormecendo, sem movimento e isso é bom. Sigo as sugestões.

## CAPÍTULO 4: POR QUE NÃO?

— Agora, relaxe completamente e, quando eu fizer você abrir e fechar os olhos de novo, esse relaxamento aumentará dez vezes. Abra os olhos e feche. Agora, quero que você relaxe mentalmente tão bem quanto você relaxou fisicamente. Então, eu peço que você comece falando os dias da semana de trás para frente, começando com domingo. Quando chegar lá pela sexta-feira, você vai se sentir bem relaxado... Você vai dobrar o relaxamento a cada dia que falar.

Cruzo os braços e aguardo.

— Domingo.

— Agora, dobre o relaxamento e os veja começando a sumir.

— Sábado.

— Agora, estão desaparecendo.

— Sexta.

— Agora se foram?

— Sim.

— Balanço a cabeça e me movo lentamente na cadeira, para não distraí-lo com nada. Inicialmente, coloco minha mão na sua testa e peço para que repita algumas frases em voz alta. É muito importante que sinta as palavras com cada parte do seu ser, da sua mente, do seu corpo e espírito. Quero que repita na sua velocidade. Certo?

— Sim.

— Diga eu, honesta e sinceramente, perdoo a todas as pessoas do meu passado ou presente que, alguma vez, já me machucaram de qualquer forma. Eu lhes perdoo e as liberto. Sinta isso, Cláudio, imagine claramente seu pai e repita isso.

— Eu perdoo você, pai, e liberto você do sentimento de que já falhou comigo.

— Cláudio, deixe que isso aconteça, lhe envie amor, o liberte. Você lhe perdoou?

— Sim... Não!

— Agora, imagine sua mãe. Diga, mãe, eu lhe perdoo e a liberto do sentimento de que já falhou comigo. Sinta isso, deixe que aconteça, lhe envie seu amor. Sei que é difícil, mas você está indo muito bem.

— Mãe, eu perdoo você e a liberto do sentimento de que já falhou comigo. Eu a amo!

— Muito bem, Cláudio. Quer falar alguma coisa? Tem alguma coisa que atrapalha a sua vida.

Ele responde, gaguejando um pouco. O que pode ser da hipnose e da intensidade de sua dor ao mesmo tempo.

— Quero. Eu tive muito problema com meu pai... Isso ainda me machuca. Eu queria ressignificar isso e transformar algo horrível em algo bom.

— Cláudio, contarei até três e, então, você libera esse sentimento de raiva, tristeza, medo, dor que está despontando. Sinta como isso se espalha e fica mais intenso. Deixe isso manifestar-se, sinta isso! A cada respiração, isso fica cada vez mais forte. Deixe-a se espalhar, au-

## CAPÍTULO 4: POR QUE NÃO?

mentando a força e intensidade até que preencha todo seu corpo, sua mente, seu peito, seu coração. Libere! Será como um vulcão prestes a entrar em erupção! Já está aí? Pode sentir?

— Sim.

— Certo. Contarei de 1 a 5. No número 5, sentirá duas vezes mais forte do que agora. Deixe aumentar! 1,2,3... Mais forte, mais e mais intenso, quase insuportável! 4 e 5.... Está aí?

— Sim!

— Cláudio, agora contarei de 10 a 1. Quando chegar em 1, você estará como na primeira vez que sentiu esse sentimento. 10, 9, 8,7 ... Volte para o primeiro momento da vida que teve a experiência desse sentimento... 6, 5, 4, 3, 2, 1 ... Volte à primeira vez.

— Está aí?

— Sim.

— Cláudio, é dia ou noite, dentro ou fora, sozinho ou com alguém?

— Noite, no sítio de meus pais, com meu pai, minha mãe e minhas duas irmãs.

— Quantos anos você tem?

— 11 anos.

— O que está acontecendo?

— Eu vou matar aquele desgraçado!

Vejo meu pai abusando de todas as minhas irmãs e sinto o ódio tomar conta de mim.

Corro sem direção, ainda sentindo a surra que acabei de levar.

Hoje foi com um pedaço de pau, mas já foi de tudo que se pode imaginar.

Grito, olhando para o céu.

— Meu pai, cara, meu pai! Desde quando pai abusa de todas as filhas e bate no filho que tenta impedir esse absurdo?

Silêncio!

Falo para o alto outra vez.

— Por que você não me responde?

Respiro profundamente.

Coitada da minha mãe, não consegue fazer nada.

Dou murros na minha barriga, tentando dissipar um pouco da raiva.

— Fdp! Fdp!

Qual a melhor forma de matar aquele desgraçado?

Sigo andando sem destino e brigando com Deus. Se é que ele existe...

— Cláudio, você quer fazer uma faxina e tirar todo esse sentimento de raiva, mágoa, o que faz você ficar remoendo e revolvendo aquilo que lhe causou sofrimento, que pode levar a doenças como depressão e estresse, além de prejudicar relacionamentos?

— Sim.

— É bom você saber que essa faxina pode ajudá-lo a tirar todo desejo que você tem pela droga, pelo álcool, pela cocaína, por qualquer droga. Este experimento é sobre limpar o carma do passado, um

## CAPÍTULO 4: POR QUE NÃO?

princípio de causa e efeito, que o mantém preso.

— Seu Ronaldo, aprendi muito com sua palestra sobre hipnose, vamos para a faxina!

— Certo, Cláudio. Então, vamos utilizar uma ferramenta chamada Terapia da Cadeira Modificada. Técnica utilizada pela OMNI — Hypnosis Training Center Brasil. Pode ser?

— Pode.

Respiro, focado neste momento único e transformador.

— Cláudio, se imagine numa sala segura e que você está sentado numa cadeira. Agora, imagine que há uma cadeira vazia na sua frente, a aproximadamente um metro e meio de distância. Imagine nessa cadeira a pessoa que mais machucou você. Essa pessoa está presa na cadeira, não pode dizer uma única palavra, somente pode escutar.

Cláudio fecha as mãos em punho, com raiva, seu semblante muda. Pergunto:

— Quem está na cadeira, Cláudio?

— Ele não responde, mas posso ver seu corpo enrijecendo.

O que será que ele está acessando?

— Cláudio, quem está na cadeira a sua frente?

Ele responde com raiva:

— Meu pai.

Posso ver as veias saltando em suas mãos e pescoço.

— Certo. Agora diga a seu pai o que você necessita dizer, o que você tem esperado há muito tempo para dizer a ele... Diga-lhe o quanto ele o machucou.

O rapaz respira fundo e solta o ar fazendo barulho e logo fala.

— Pai, você me machucou demais da conta.

Eu provoco sua dor, para que ele liberte tudo o que puder.

— O que fiz para machucar você, Cláudio? O que eu fiz?

— Você abusou de todas as minhas irmãs, bateu em minha mãe, em mim. Sinto muito ódio de você.

Uau! Pesado! O encorajo mais.

— Certo, Cláudio. Agora, olhe para ele na cadeira. Olhe nos olhos dele e veja como ele está frágil. Ele é apenas o resultado da programação que colocaram no subconsciente dele, como em nós todos. Ele não queria ser assim. Observe que há lágrimas de arrependimento, ele apenas quer o seu perdão. Dê uma chance para ele se explicar se é que tem alguma coisa para dizer. Olhe nos olhos dele e deixe que as suas emoções saiam, deixe que vocês dois vivenciem este momento único, deixe que a coisa aconteça, naturalmente. Vivencie esta emoção, peça desculpas, também, pelos seus erros e sinta-se melhor.

O rapaz se move na cadeira, ainda de olhos fechados, mas visivelmente incomodado. Respira e fala.

— Meu pai, por que você fez tanta coisa ruim com minha mãe, minhas irmãs e comigo? Que porra foi aquilo tudo? Que vida você fez a gente viver?

Tomo suposto lugar do pai dele.

— Eu errei e tudo que mais quero é poder abraçar você de novo.

## CAPÍTULO 4: POR QUE NÃO?

Quero lhe pedir desculpas pelos erros que cometi, me perdoe por todas as coisas erradas que lhe fiz, pois desejo a você todo o sucesso do mundo, que você seja uma pessoa feliz. Quero e preciso do seu perdão. Ele brota de um coração que também está ferido, meu filho. Destrói-me saber que fui a causa dessa dor. É difícil reconhecer um erro e pedir perdão, mas estou aqui, por você e nossa família, buscando me redimir e tê-lo de volta em minha vida. Perdoe-me!

Noto que Cláudio começa a chorar.

— Pai, aceito suas desculpas e eu lhe perdoo. Peço perdão, também, pelos meus erros, meu pai.

Ele põe as mãos nos olhos e chora de forma compulsiva.

Eu aguardo.

— Muito bem, Cláudio. Agora quero que faça algo para mim. Na sua mente, imagine você se levantando dessa cadeira e indo em direção a seu pai e colocando seus braços em volta dele e lhe enviando sentimentos de carinho e demonstração de afeto. Coloque os braços em volta dele, olhe nos olhos dele, e diga para ele tudo o que você sempre quis dizer e não teve coragem. Diga-lhe que o ama. Diga-lhe que você o perdoa. Agora, dê um grande abraço nele e se despeçam. E ele simplesmente lhe dá permissão para você ser feliz e se libertar de tudo o que aconteceu no passado para seguir a sua vida com tranquilidade, paz, tirando de você todas aquelas programações que lhe foram impostas. Volte a sua cadeira e olhe para seu pai enquanto a cadeira vai se afastando de você, mais e mais longe. Envie amor para ele. Agora, ele desaparece da sala.

Vejo lágrimas escorrendo pelo rosto e pescoço do meu paciente.

Esse processo é libertador, dolorido, mas é dor que cura para sempre!

— Agora, Cláudio, promoverei um período de silêncio. Nesse tempo, seu subconsciente vai trazer os nomes ou rostos de pessoas, vivas ou mortas, que já machucaram você de alguma forma: amigos, família, parceiros de trabalho, não importa quem quer que seja. Assim que esses nomes ou rostos forem surgindo na sua tela mental, quero que você, honesta e sinceramente, lhes envie perdão. Você não precisa gostar deles pelo que eles fizeram, apenas perdoe, pois é somente o resultado da programação mental deles. Você entende?

— Sim.

Ele limpa o rosto na roupa, de olhos fechados.

Eu continuo.

— A partir do momento que não surgir mais nomes ou rostos à sua tela mental, me faça sinal levantando seu dedo indicador, até que eu diga obrigado!

Ele suspira e eu prossigo.

— Esse período de silêncio começa agora. Sei que você está se sentindo melhor pelo que fez. Parabéns!

Ficamos alguns minutos em silêncio e ele se manifesta, levando seu dedo indicador.

## CAPÍTULO 4: POR QUE NÃO?

— Obrigado, Cláudio!

— Agora, quero que saiba que há uma pessoa que precisa de seu perdão mais do que qualquer outra. E você precisa perdoar profunda e verdadeiramente essa pessoa mais do que você fez com qualquer outra.

Vejo seu rosto leve.

— Essa pessoa é você, Cláudio. Você terá uma vida maravilhosa à frente se fizer isso. Você precisa ser perdoado. Entenda que cometeu erros, como todo ser humano. Quem não erra? Você erra, eu erro e o mundo todo erra. Perdoar a si mesmo é o modo mais prático de fazer as pazes com a única pessoa que pode lhe destruir de verdade. Perdoe a si mesmo e se liberte. Você tem se punido por muito tempo. É o momento de sair da prisão.

Cláudio respira mais fundo nesse momento, conto até três e dou andamento no processo.

— Agora, se imagine em casa, sozinho, na frente de um espelho de corpo inteiro. Olhe bem e perdoe profundamente quem está no espelho. Diga que você perdoa e liberta essa pessoa. Diga que a ama. Olhe no fundo dos seus olhos e observe o semblante triste ir embora e ver o sorriso no seu rosto. Você é uma pessoa maravilhosa, Cláudio, e há somente um de você em todo o mundo. Aceite-se como você é e tenha uma postura positiva em relação às suas capacidades e ao seu desempenho. Certo?

— Sim.

Movimento meus ombros, que estão mais leve agora, porque sei o resultado desse processo na vida de meus pacientes. Muda tudo.

Suspiro e continuo.

— Sinta esse perdão e o amor dentro de você. Você se deu um presente maravilhoso! Agora, contarei de um a três. Quando chegar ao três, e não antes, você abrirá os olhos e se tornará totalmente revigorado, completamente alerta, sentindo-se maravilhosamente bem, em que tudo em seu corpo é bem-estar e sua mente mais aberta para novos conhecimentos e novos entendimentos.

Ele não se move, está inerte.

Eu falo.

— Um! Vagarosamente, com calma, sinta-se voltando à sua total consciência.

Respiro, falando devagar.

— Dois!

Verifico seu semblante, que está leve e feliz.

— Três! Olhos abertos, totalmente alerta.

Cláudio abre os olhos.

— Como se sente, rapaz?

— Sinto-me bem! Em paz, com relação a meu pai e a mim mesmo. Parece mágica! Não achei que fosse possível.

Eu me levanto e me aproximo dele, toco seu ombro.

— Parabéns, Cláudio, você terá uma nova vida a partir de hoje.

Ele se levanta e me abraça.

— Obrigado, Seu Ronaldo. O senhor está salvando a minha

## CAPÍTULO 4: POR QUE NÃO?

vida, desde que cruzei o caminho do senhor.

Sinto-me constrangido e emocionado.

— Vamos ficar por aqui hoje, você fez muito.

Entreolhamo-nos com amorosidade.

Cláudio sorri.

— Eu vou indo, Seu Ronaldo, mas antes tenho uma novidade para o senhor.

— Já sei, a Ana, você quer se casar com ela.

— Quero, mas não é isso.

Fico surpreso.

— É o que então?

Ele faz suspense e responde sorrindo.

— A Quina.

Eu movo o corpo inteiro e chacoalho a cabeça.

— A Quina? O que você sabe dela?

— Ela mandou mensagem no meu celular.

— Fala-me, cadê ela? Ela vai voltar?

— Estou convencendo ela a voltar, Seu Ronaldo. Ela teve uma recaída e quer voltar para terminar a sua recuperação e ficar limpa definitivamente.

Caio sentado na cadeira, aliviado.

— Graças a Deus, Cláudio.

— E sabe do que mais?

— O quê?

— É pelo senhor.

— Como assim?

— É a minha forma de o agradecer.

Ele se vira para a porta e sai, sorrindo.

Eu o chamo:

— Cláudio?

Ele olha para trás:

— Obrigado!

Ele não responde e sai, com sorriso de orelha a orelha.

Olho para a janela:

— Obrigado, meu Deus! Obrigado!

# CAPÍTULO 5

# PLANO ESTRATÉGICO

"Toda e qualquer conquista de vida requer planejamento e estratégia."

(Thaianne Venâncio de Farias)

# 5

O que significa a palavra sucesso para você? Vivemos numa sociedade em que a maioria está sendo levada a compreender o ser bem-sucedido como alguém que alcançou muito dinheiro e bens materiais. Não deixa de ser uma verdade, porém o sucesso significativo é aquele que leva o ser humano a se tornar uma pessoa feliz, livre e satisfeita com o que já possui.

Para uma mulher, isso pode significar se tornar mãe, apenas. Para um jovem adolescente, de poucos recursos, entrar na faculdade. Para um executivo, alcançar a posição de presidente de uma grande multinacional; para um artista, o reconhecimento de sua obra. E para o portador de dependência química? Ver-se livre da dependência e ser uma pessoa normal, outra vez, sem a ânsia e desespero por aquilo que antes o viciava.

É importante não comparar nem medir o seu sucesso com o de ninguém, mas com o que você foi antes e o que deseja ser em seguida. Siga os seus parâmetros, aquilo que é importante para você, para a sua vida. E persista nisso! Ninguém se torna bem-sucedido, seja em qualquer área da vida, ou sonho que se tenha, da noite para o dia. Todos nós passamos por um processo, lembra?

Saiba que grandes nomes, de diferentes áreas de sucesso, como Bill Gates, fundador da Microsoft, Steve Jobs, fundador da Apple, Abraham Lincoln, ex-presidente dos Estados Unidos, J. K. Rowling, autora da saga Harry Potter, e Oprah Winfrey, que chegou a ser moradora de rua e se tornou a apresentadora de TV mais bem paga do século XX, são nomes de pessoas, que muito antes de se tornarem o que são, passaram por vários fracassos e dificuldades, como: pobreza, insegurança, medo, ansiedade, foram desacreditados por pessoas em volta deles, negligenciados pela família, amigos e até pelos colegas de trabalho. Então, como e por que essas pessoas conseguiram?

Persistência, disciplina, foco! Elas não deixaram de acreditar nelas mesmas.

Não importa se a sua família não acredita em você, seus amigos, seu parceiro ou parceira, seus colegas de trabalho nem a sociedade inteira. Saiba que isso não é nada comparado ao fato de você acreditar em si mesmo. Enquanto você acreditar, todas as chances do mundo estarão ao seu lado.

É preciso ter fé naquilo que você quer e insistir nisso, ainda que caia algumas vezes. Todos nós temos dias difíceis, tristes ou ruins, mas é apenas um dia ruim e não uma vida ruim.

O sucesso é construção!

Não importa se você quer ser um executivo, um pai de família, um escritor famoso ou somente um ex-portador de dependência química que voltou a ter uma vida normal, ou tudo isso junto.

## CAPÍTULO 5: PLANO ESTRATÉGICO

O segredo é persistir e no caminho da estratégia.

A essa altura, você já sabe exatamente qual é o seu momento atual e reconhece que não é exatamente onde você gostaria de estar e, por isso, é hora de mudar. Sabe que quer ter uma vida livre do vício e carrega aspirações no que tange à realização dos seus sonhos. Enxergou com clareza o que impede você de alcançar seus objetivos. Agora, é o momento de tornar seus sonhos reais. De colocar um fim no vício para sempre e viver cada dia com saúde e alegria.

Você sabia que menos de 3% da população têm metas específicas, sejam elas pessoais ou profissionais? E que aproximadamente apenas 1% da população consegue colocar a própria meta no papel?

O que você acha de fazer parte dessa pequena parcela da população? Qual o primeiro passo que você pode dar ainda hoje para alcançar sua meta?

O primeiro passo é fazer um planejamento. Um conjunto de ações que favoreçam uma análise consistente para maior assertividade na tomada de decisões, norteando os caminhos a serem percorridos de agora em diante.

O que você precisa fazer para chegar lá? O que ou quem você precisa ser? E ter?

Como resposta para o que você precisa fazer para chegar lá, podemos apresentar: buscar ajuda especializada. Contar com o apoio da família. Abstinência o quanto antes. Evitar frequentar lugares onde há consumo de drogas. Evitar ficar sozinho ou em más companhias que podem induzir, persuadir a voltar ao vício.

Como resposta para o que você precisa ser o seu melhor. Um compromisso para superar os padrões que foram definidos para você e definir um novo nunca definido antes. Ser o melhor quando as coisas parecem difíceis ou desafiadoras. Ser grato por tudo. Perdoar a você mesmo e aos outros.

Como resposta para o que você precisa ter tratamento terapêutico para portadores de dependência química. Hábitos novos e saudáveis como praticar atividades físicas, pois é um ótimo aliado na manutenção da abstinência e criar uma rotina de alimentação saudável. Fazer meditação e exercícios de respiração.

No planejamento, é fundamental saber em que fase do luto do processo de recuperação da dependência química você se encontra. O luto é um processo necessário e crucial para preencher o vazio deixado por qualquer perda significativa. E quanto maior o apego ao objeto perdido, maior a luta. Negar, fugir, ou resistir a estas fases somente vai perpetuar o problema.

O luto possui cinco fases: negação, raiva, barganha, depressão e aceitação.

Antes de atingir a aceitação na recuperação, aceitar quem você é, o problema que tem com álcool e drogas, aceitar suas qualidades e defeitos, entre outras coisas, você passa primeiro por um processo de luto.

## CAPÍTULO 5: PLANO ESTRATÉGICO

Embora se diga nos grupos de apoio que é importante admitir e aceitar a doença para que o processo de recuperação se inicie, é bom saber que a aceitação é a última fase do luto, depois da negação e isolamento, raiva, barganha e depressão.

Agora sim, é o momento de libertação. A pessoa não se sente mais desesperada e já consegue enxergar a realidade como ela é, assimila a aceitação da perda e percebe que o sentimento de superação é bom.

Pense sobre uma estratégia, um plano geral sobre como criar o que você quer para uma vida sem drogas ou álcool. Concentre todo o tempo e energia que tiver disponível para isso, foque nas mais diferentes áreas e estratégias. É fundamental dar foco ao que importa.

Esse planejamento deve ser formulado levando-se em consideração algumas ações específicas e pontuais que devem estar alinhadas com o seu querer, seus sonhos, seu modelo mental e com os três pilares apresentados a seguir. Estes pilares irão estruturar com solidez uma vida plena e feliz.

São eles: corpo, alma e espírito.

**Ser humano**

"Então o Senhor Deus formou o homem do pó da terra e soprou em suas narinas o fôlego de vida, e o homem se tornou um ser vivente."

**(Gênesis 2:7)**

| **CORPO** | **ESPÍRITO** | **ALMA** |
|---|---|---|
| Inteligência cognitiva | Inteligência espiritual | Inteligência emocional |

A inteligência cognitiva também pode ser chamada de inteligência intelectual e é por meio dela que conseguimos discernir as relações entre dados concretos e abstratos de nossa mente. Tem a capacidade de manipular informações e permitir que novos conceitos se criem a partir da sua atividade. Isso fica por conta da ciência da médica.

A inteligência espiritual é a capacidade de o ser humano equilibrar sua razão e sua emoção com o mundo exterior, de dar propósito às ações e dar significado à vida. Isso fica por conta da palavra de Deus.

A Inteligência emocional é a capacidade de reconhecer e lidar com as próprias emoções e responder adequadamente às emoções das outras pessoas. É como a capacidade de uma pessoa de gerenciar seus sentimentos, de modo que sejam expressos de maneira apropriada e eficaz. Isso fica por conta dos psicólogos.

Com suas respostas e considerações, defina em sua mente ações específicas, com ideias simples e realistas, para alcançar o objeto desejado, utilizando a ferramenta 5W1H, um conjunto de questões utilizado para compor planos de ação de maneira rápida e eficiente: O que será feito? Por quê? Onde será? Quando será? Por que será? Como será?

## CAPÍTULO 5: PLANO ESTRATÉGICO

Comprometa-se a cumprir essas ações e observe seu coração se abrir, sua mente se expandir e sua vida mudar e desencadear um efeito dominó de mudança para as pessoas da sua família e o mundo em geral.

Agora, tudo o que você precisa é executar é a primeira ação.

Qual a primeira ação? Quando se tem um plano em mente, chega a hora em que é preciso transformá-lo em ação. É aqui que a maioria das pessoas e dos planos desaba. O maior problema da maioria dessas pessoas é que elas pensam muito mais do que fazem. Pensar é mental. Fazer é físico. Para você, o melhor é ter sucesso no mundo mental ou no mundo físico? Se for no mundo físico ou como o conhecemos: mundo real, então pense menos e faça mais. Exercite o popular TBC (Tirar a Bunda da Cadeira).

Apesar de todas as ações serem importantes, é fundamental escolher uma primeira ação, um primeiro passo.

Por que o primeiro passo é tão importante? Para sair da inércia.

Diz a lei de Newton: "Um corpo em movimento tenderá a continuar em movimento e um corpo parado tende a seguir parado".

Ou seja, até darmos o primeiro passo, temos a tendência de seguir parados, estagnados. Esse é o principal motivo da maioria das pessoas não ter o que quer. É muito mais fácil deixar as coisas como estão, mantê-las paradas.

Quando se dá o primeiro passo, tudo muda. Porque agora a lei de Newton trabalha a seu favor, em vez de contra você. Agora você tem a força e a energia do ímpeto ao seu lado, empurrando você. Quanto mais simples e fácil for esse primeiro passo, maior é a sua chance de conseguir realizá-lo. Ter uma ação enorme e complicada, provavelmente irá exigir muito de você e pode acabar frustrando.

Coloque a mão no coração, fale em voz alta e repita várias vezes:

Eu (fulano de tal) me comprometo a (primeira ação), não importa o que aconteça até (...).

Celebre!

De alguma forma, faça alguma coisa especial para si mesmo, felicite-se e sinta-se bem por haver completado com sucesso este primeiro e crucial passo na direção da sua realização desejada. Comemore as pequenas vitórias. Você merece!

Se conseguir a vida que quer, a recompensa será em longo prazo. Mas, como humano, com sentimentos e emoções, você precisa de recompensas em curto prazo também. Então, escolha uma recompensa agora com a qual vai se presentear quando completar a ação até essa mesma hora amanhã.

Escreva sua recompensa.

Comprometimento de 100% é mais do que compromisso. Você precisa estar envolvido e motivado para cumprir o compromisso assumido da melhor forma possível. Comprometimento é pleno, vai além de compromisso.

Quando você pensa que vai executar alguma coisa, essa ação consome um nível de energia bem baixo. É muito pequeno, é

## CAPÍTULO 5: PLANO ESTRATÉGICO

onde a maioria das pessoas está. Escrever a ação que vai tomar, transportá-la para um papel já é outro nível de energia, agora, ela está documentada. Quando você fala que vai tomar tal ação, você a torna pública.

Agora, comprometer-se a tomar uma ação com você mesmo(a) ou com outros(as) é uma das formas mais altas de energia que se pode ter. Por quê? Porque agora você deu sua palavra.

Se você se valoriza e se respeita, vai fazer o que se comprometeu a fazer não importa o que aconteça. É por isso que deve ser simples, fácil e realizável.

Quais resultados você está comprometido(a) a criar em sua vida profissional? Com que tipo de estilo de vida está comprometido(a)? Quais serão as perguntas principais que se fará a cada dia? Quais são as crenças que vão lhe empoderar para criar esses resultados? A melhor maneira de se comprometer é com uma formulação escrita ou gravada de uma declaração.

Decida qual é o seu compromisso e comece a trabalhar nisso agora mesmo.

...

Eu estou chegando à sala de dona Rosa, apressado.

— Com licença, dona Rosa, posso entrar?

Ela gesticula para que eu entre e eu cumprimento o seu João.

— Bom dia, Seu João, tudo bem?

Ambos estão com cara de poucos amigos.

Eu solicitei a reunião logo após a Quina ir embora, semana passada.

Eu puxo uma cadeira e me sento, de frente para ela e ao lado do psicólogo.

— Obrigado por atenderem meu pedido.

— O que o senhor tem a dizer, Seu Ronaldo?

Suspiro e entrelaço as mãos sobre a mesa.

— Dona Rosa, o que eu quero é muito pouco, sabe? Não é muito, não.

— Diga!

Ela se ajeita na cadeira, se mostrando desconfortável com a reunião.

Seu João olha no relógio, demonstrando pressa. Por Deus!

Tento ser o mais objetivo possível.

— Eu vou ser breve, Dona Rosa e Seu João.

Respiro fundo.

— Eu quero a ajuda de vocês para quando a Quina voltar.

— Como assim, voltar? O que o Senhor soube dela?

— Eu ainda não sei nada, mas somente queria pedir um apoio quando esse momento acontecer.

Seu João se interessa.

— Ronaldo, o que faz você pensar que ela vai voltar?

Viro-me para ele tentando me mostrar o mais aberto possível.

## CAPÍTULO 5: PLANO ESTRATÉGICO

— Pelas conversas que eu tive com ela, eu vi ali uma pessoa muito boa, sabe Seu João? Estávamos indo bem no processo e eu tenho pedido a Deus que ela volte o mais breve possível.

Dona Rosa pergunta, boquiaberta, se posicionando mais à frente da cadeira.

— O senhor pede a Deus por alguém daqui?

Respondo com veemência.

— Claro que sim, estar aqui se tornou um objetivo de vida para mim. Desde que minha esposa se foi, ajudar essas pessoas é a minha maior motivação para continuar vivendo.

Ela se mostra surpresa e encosta o corpo na cadeira novamente. Fala em tom mais amoroso agora.

— Eu não sabia, Seu Ronaldo.

Aproveito o momento.

— Sabe dona Rosa, eu já sou um homem bem resolvido na vida, meus filhos estão todos criados, tenho netos, uma empresa que anda sozinha, estou saudável, não tenho nada para me preocupar. Acontece que, depois que minha mulher faleceu, a vida ficou sem sentido para mim.

Seu João parece me olhar de canto. Eu prossigo com meu desabafo.

— Antes de conhecer esse caminho que Deus me presenteou...

Seu João me interrompe.

— Caminho? Que caminho?

— Veja. Há um tempo, quando fiquei viúvo, fiquei perdido, sem vida. Eu trabalhava com um projeto para ajudar engenheiros, mas eles não precisavam tanto da minha ajuda quanto essas pessoas que estão aqui. Quando eu descobri o quanto o meu conhecimento poderia ajudar essas pessoas, eu me senti iluminado pela vida. Foi como um chamado.

— Hum!

Olho para dona Rosa.

— A minha única intenção é ajudar! Mas eu confesso que não consigo fazer isso sozinho.

Ela questiona.

— O senhor espera que a gente faça para ajudar o senhor o quê?

— Não é muita coisa, não, viu, o que eu gostaria é somente mais apoio mesmo!

— De que forma?

Limpo a garganta e penso nas palavras de forma minuciosa, para não ser mal interpretado de nenhuma maneira.

— Essas pessoas precisam de amorosidade. Eu sei que não é fácil, porque o trabalho aqui é difícil. Mas, quando vocês perceberem que não estão em condição de dar essa amorosidade, peço apenas para não ficar no modo agressivo, sabe?

Dona Rosa reage.

— Eu não sou agressiva!

## CAPÍTULO 5: PLANO ESTRATÉGICO

— Não foi isso que eu disse, dona Rosa. Ninguém aqui é agressivo... – penso ironicamente.

— Mas tem momentos que a gente precisa pisar em ovos para alcançar a confiança dessas pessoas. Elas chegam aqui feridas, cheias de sofrimentos, machucadas pela vida, pela família e a gente se torna a família deles.

Dona Rosa entorta o pescoço.

— É, isso é...

— Então, veja como a senhora é importante.

Toco o braço do seu João.

— Essas pessoas todas abrem a vida delas para o senhor.

Ele também parece pensar diferente agora.

— É, isso é mesmo...

Balanço a cabeça.

— É isso, gente, basta falar com eles como se fossem nossos filhos, sabe?

Dona Rosa assente e eu prossigo.

Sabe um filho adolescente, chato, que acha que sabe tudo por causa da idade e que irrita até não poder mais, mas a gente ama mesmo assim, simplesmente porque é nosso?

Seu João está balançando a cabeça para cima e para baixo, concordando.

— É isso! Quando as pessoas aqui vierem com agressividade, na defensiva, cheias de dor e ressentimento, a gente imagina que eles são adolescentes, estão numa fase difícil e apenas precisam de paciência, direcionamento, apoio e, se possível, carinho! Atenção, uma palavra de afeto.

Dona Rosa fala com outro tom de voz.

— Entendi, Seu Ronaldo. Eu acho que faz sentido. Não é fácil, eu perco a paciência, às vezes, mas dá para melhorar sim. Agora que eu entendi que o senhor fez dessas pessoas seus filhos, ficou mais fácil de entender o senhor.

Engulo seco. Consegui me fazer compreendido. Obrigado, meu Deus!

Seu João se levanta.

— Conte comigo, eu também vou tentar me posicionar assim. E vamos falar mais vezes. Quem sabe criamos novos projetos e regras por aqui.

Levanto-me, absolutamente satisfeito.

— Obrigado, Seu João. Obrigado! Nós vamos melhorar muito a vida dessas pessoas.

Dona Rosa ri.

— É, Seu João, temos um sonhador por aqui. Vamos ajudar!

— Sou mesmo! É o que me mantém vivo. – eu rio.

Ela sussurra.

— Provavelmente, é isso que mantém algumas pessoas vivas por aqui.

Seu João agradece e sai.

Dona Rosa insiste.

— Algumas mais vivas do que as outras.

## CAPÍTULO 5: PLANO ESTRATÉGICO

Espremo os olhos, curioso.

— O que a senhora quer dizer?

— O seu paciente, o Cláudio.

— Ai, ai, ai, ai – pigarreio.

— O que ele fez, dona Rosa?

— Bem, o senhor sabe que eu não nasci ontem e já percebi que ele está todo enrabichado pela professora da escola, a Ana.

— Verdade?

Perdoe-me, Senhor, eu não posso dizer que sei de tudo!

Ela continua.

— Essa semana peguei os dois em flagrante. A moça parece que até vai deixar o marido. – ela continua.

Bato a mão na testa.

— Meu Deus, não me diga uma coisa dessas.

Não consigo disfarçar o riso.

— O senhor já sabia? Eu não acredito.

Respiro fundo e solto o ar. Olho para ela alguns segundos.

— A senhora já se apaixonou alguma vez na vida?

Ela fica desajeitada com a pergunta.

— Sim, é... não. Não sei, nem me lembro mais.

Eu complemento.

— Sabe, para uma pessoa sozinha, jovem, se apaixonar é uma dádiva, dá forças para a pessoa sair do lugar e seguir em frente. Não veja com maus olhos. Apaixonar-se é bom!

Ela me encara.

— O senhor foi muito apaixonado pela sua esposa, não é mesmo?

Levanto-me.

— Mais do que a senhora imagina. Foi a namorada e companheira de uma vida toda.

— Não teve outra?

— Antes dela não. Nunca!

— Uau, agora consigo entender bem o senhor.

— Obrigado!

Aperto sua mão e me preparo para sair.

— Seu Ronaldo?

Viro-me.

— O senhor é um homem bom!

— Dona Rosa, Jesus disse por que me chama de bom? Ninguém é bom, a não ser um, que é Deus.

— Uau!

— Deixe-me dizer uma coisa: quem chega aos 60 anos em uma situação como a minha, saindo de onde saí, tem muitas dívidas. Porque a gente ganha muito, recebe muito, recebe do universo, recebe de gente que conhecemos e, às vezes, de gente que sequer conhecemos. Portanto, a gente fica com o que eu gosto de chamar de hipoteca social. E somente tem uma forma de pagar que é retribuindo com o que eu tenho de melhor para dar. Neste momento, tenho muito como ajudar essas pessoas tão

## CAPÍTULO 5: PLANO ESTRATÉGICO

carentes e portadoras de dependência química e seus familiares. Simples assim!

...

Eu estou na minha sala de atendimento esperando o Cláudio chegar. Olho pela janela e me sinto agradecido por ter conseguido tocar o coração da Dona Rosa e do Seu João.

Falo comigo mesmo.

— Agora as coisas vão melhorar... Eu sei. Eu sinto!

Sento-me e olho o céu pela janela.

— E a Quina vai voltar, não vai, meu Deus?

Sinto que sim e sorrio.

Cláudio bate à porta.

— Entra, Cláudio!

Ele entra, fecha a porta e logo se senta, todo feliz.

Eu rio.

— Tô sabendo, viu?

Ele dá pulo na cadeira.

— Do que, Seu Ronaldo?

— Da sua professorinha, que vai largar o marido para ficar com você.

Ele põe a mão na testa e coça.

— Então, o senhor já sabe? Quem contou?

— Um passarinho me contou.

Olha-me de lado.

— Está feliz, rapaz?

— Muito. Eu vou ficar com ela, Seu Ronaldo. Ana abandonou a casa, o marido e voltou para a casa da mãe com os dois filhos. Estou determinado a ir viver com ela.

Ele ri de orelha a orelha.

— Não entendi sua atitude. Você me disse que todos os dias o marido dela ia levar e buscá-la no trabalho e os filhos na escola. E que ela morava numa boa e confortável casa. Tinha tudo para ser feliz!

— Vejo que o senhor não conhece nada da vida dela. Se conhecesse, não diria isso.

— Realmente não conheço, afinal você nunca me falou sobre isso, mas a atitude dela foi uma loucura. Como pôde abandonar a casa e o marido quando vivia no bem-bom?

— Seu Ronaldo, o marido batia nela.

— Não acredito! A violência contra as mulheres representa uma das principais formas de violação dos Direitos Humanos. Para o enfrentamento dessa violência, existe a conhecida lei Maria da Penha.

— O pior é que ele a obriga a conviver com várias amantes.

— Mas isso é uma situação insuportável. O que mais que aquele bagunçado a submetia?

— Nem quero lhe contar, deixa isso pra lá!

## CAPÍTULO 5: PLANO ESTRATÉGICO

— Muito bem! Fico feliz por você. Aproveito para lhe lembrar de que o processo de nosso atendimento todo logo vai chegar ao final.

— Uau!

— Você já concluiu seu planejamento com as ações que se compromete a cumprir desde já e, principalmente, depois de sair dessa internação para recuperação?

— Já sim. Veja se não está legal. – Esse planejamento foi formulado levando em consideração algumas ações específicas e pontuais, que estão alinhadas com o meu querer, meus sonhos, minhas crenças e valores e com os três pilares que constituem a natureza do ser humano. Tudo o que aprendi aqui na comunidade, com o psicólogo, com o senhor, com os palestrantes e com os colegas. Para isso, trabalhei simultaneamente corpo, alma e espírito como um sistema integrado, um conjunto ordenado de elementos que se encontram interligados e que interagem entre si.

— Oba! Que legal.

— Para o corpo, busquei na inteligência cognitiva, responsável pela aprendizagem de novos conhecimentos. Para a alma, busquei a inteligência emocional que contempla habilidades essenciais ligadas ao autoconhecimento, ao reconhecimento das próprias emoções e à autoestima. Para o espírito, coloquei foco na inteligência espiritual, a capacidade do ser humano de equilibrar sua razão e sua emoção com o mundo exterior com base em suas crenças, valores e ações.

— Minha nossa! Mandou bem. Tudo o que você falou está perfeitamente alinhado ao que está escrito em Hebreus 4:12, que diz assim "Porque a palavra de Deus é viva e eficaz, e mais penetrante do que espada de dois gumes, e penetra até a divisão da alma e do espírito, e das juntas e medulas, e é apta para discernir os pensamentos e intenções do coração". Parabéns!

— Seu Ronaldo, estou lembrado dessa e de tantas outras que ouvi em suas palestras. Um dia o senhor falou que "O futuro tem muitos nomes; para os fracos, é o inalcançável. Para os temerosos, o desconhecido. Para os valentes, é a oportunidade". Foi isso mesmo?

— Foi sim, Cláudio, mas é bom lembrar que este pensamento não é meu. É de Victor Hugo. Um ativista de direitos humanos francês de grande atuação política.

— Ah! Aprendi que meu futuro dependerá das escolhas que fizer por mim mesmo hoje, e que não depende do que aconteceu no passado. Seu Ronaldo, estou na meia-idade e penso que é o momento perfeito para reiniciar minha vida, pois tenho uma chance sem precedentes de viver a vida que realmente desejo. Liberto da dependência química e uma vida pessoal melhor e mais saudável e de ser um profissional reconhecido.

— Vai nessa!

— Então, vamos lá nas ações que escolhi.

**1) Frequentar grupo de apoio a fim de me fortalecer psicologicamente;**

## CAPÍTULO 5: PLANO ESTRATÉGICO

2) Fazer visitas semanais a minha família;

3) Iniciar uma atividade física, logo cedo pela manhã;

4) Congregar em uma igreja do bairro onde moro;

5) Namorar e casar com a professora Ana;

6) Acordar cedo – começar o dia antes do resto do mundo. Meu objetivo é acordar às cinco horas. Para isso, vou deixar de assistir à televisão pela noite para deitar cedo e acordar cedo;

7) Dedicar o sábado para o meu lazer, jogar bola com amigos;

8) Estudar a Bíblia por uma hora e orar antes de dormir;

9) Concluir com excelência meu estágio obrigatório em uma usina de álcool;

10) Fazer uma pesquisa sobre concurso público para agrônomo em todo o Brasil;

11) Pesquisar sobre o mercado de trabalho em todo o Brasil;

12) Elaborar um orçamento de tempo, a fórmula pura para evitar o tédio;

13) Meditar durante 15 minutos por dia para meu desenvolvimento espiritual;

14) Procurar por mentores em diferentes áreas de minha vida para me ajudar a realizar mais, fazer mais e me fazer crescer. Eles vão me encorajar a seguir em frente, definindo os limites necessários para me manter responsável. Quero ser

capaz de falar com confiança e lançar a minha ideia de fitopatologia para todo o Brasil;

15) Ter uma vida social mais ativa, me tornando mais envolvido nos meus relacionamentos saudáveis.

— Bravo! Mandou bem, Cláudio.

— Oba! Estou colocando essas ações numa planilha do Excel, utilizando a ferramenta 5W2H.

— Cláudio, está ficando claro que seu processo está realmente chegando ao final. Parabéns!

— Eu apenas tenho a lhe agradecer.

— Então, até a nossa próxima e última sessão.

# CAPÍTULO 6

# CONCLUSÃO

"Felicidade é a certeza de que a nossa vida não está se passando inutilmente."

(Érico Veríssimo)

# 6

A jornada para a libertação do poder interior acontece em cinco passos, o reconhecimento do estado atual, a criação do estado desejado, a compreensão da sua razão e motivação para tal, os porquês de você ainda não ter conseguido o que quer e a criação de uma estratégia para alcançar seus objetivos.

Busquei, por intermédio deste livro, a explicação dos cinco passos de forma lúdica, leve e, ao mesmo tempo, próxima da realidade, para que você tivesse a oportunidade de absorver o máximo de lições para a sua vida.

Não é fácil se livrar das drogas nem ajudar alguém a se libertar delas, mas é possível. Por mais difícil que seja este caminho, muito pior é continuar na dependência ou assistir a um filho se afundando a cada dia nesse universo cruel.

> "Eu vim para que todos tenham vida
> e vida em abundância."
>
> **(João 10:10)**

Não é possível que você aceite viver de forma miserável quando Deus tem algo melhor para você, mas é preciso que faça a sua parte e corrija as escolhas erradas do passado. Escolha, a partir deste instante, uma existência plena com os passos que trouxe para você. Aprenda a pedir ajuda e saiba que não está sozinho. Se você não pode contar com a sua família, busque as muitas instituições que estão aí para isso, ainda que, algumas até com regras e métodos obsoletos, elas ainda são um grande apoio para a sociedade.

Viver bem passa por um caminho de cura, aprendizado e maturidade para todo ser humano. Mesmo quem nunca experimentou o caminho da dependência química ou mesmo possui traumas de infância, precisa olhar para seu interior, reconhecendo o que há escondido nele, criando nova percepção sobre seus pais e sobre si mesmo, com o filtro do perdão.

Todos nós somos vulneráveis, frágeis e, cedo ou tarde, no caminho do crescimento, percebemos o valor de enxergar nossos pais como pessoas tão frágeis e limitadas quanto nós. Com isso, deixamos de culpá-los e passamos a compreendê-los, pois a carga da vida fica mais leve e, finalmente, passamos a usar o poder da responsabilidade.

Se você vivenciou algo tão forte quanto à personagem Cláudio, saiba que não tem obrigação de amar alguém que feriu tanto a sua pessoa, basta que não julgue mais, aceite e siga adiante. Lembre-se sempre: "O mais importante de tudo não é o que fizeram de você, mas o que você vai fazer com o que fizeram de você!".

## CAPÍTULO 6: CONCLUSÃO

Quem é você hoje? E o que vai fazer de agora em diante com o que lhe fizeram? Tome as rédeas da sua vida e perdoe também a si mesmo pelo que quer que seja. Seja amoroso com você mesmo, se permita ser leve, se ame. Não seja impiedoso, nem se martirize mais por nada do que já foi um dia. Viva o presente, transformando assim o seu futuro.

Trabalhe em você no agora, no dia a dia, vigie seus pensamentos, criando o hábito de se tornar uma pessoa positiva, alguém que olha para os problemas não mais como problemas, mas como os desafios que a vida traz para que se cresça. Essa nova percepção muda toda uma vida, transforma quem você é numa pessoa grata e corajosa.

Está sem dinheiro? Como vou fazer para mudar isso a partir de agora? Está acima ou abaixo do peso? Que caminho vou seguir para transformar meu corpo? Não gosta do seu trabalho? De que forma posso conseguir outra fonte de renda? Não quer mais ser dependente químico? Vai começar com o primeiro passo? E assim por diante. Todo problema volta para uma pergunta, para que você crie uma estratégia de solução e nunca mais uma reclamação, lamentação ou vitimização.

Se você se sente sozinho no mundo, mude o seu olhar, sua família terá outro significado para você, seus amigos, vizinhos e até mesmo os desconhecidos nas ruas. Liberte-se de julgar o outro ou o passado de sua vida. Viva sempre com o lema de que tudo é um desafio transformador. Quando sentir qualquer mágoa ou ressentimento latente, trabalhe o perdão e o autoperdão. E siga em frente!

Empodere-se da coragem de transformar a sua vida a partir de agora. Quando você se transforma, se perdoa e se ama, adquire a sua melhor versão no mundo e se torna apto a ajudar as pessoas. Você não está sozinho, Deus está com você!

O meu maior desejo na vida é ver a transformação daquele que sofre e, se eu tiver tocado o seu coração para qualquer nível de transformação, já agradeço a oportunidade.

Que Deus abençoe ricamente a sua vida e a de todos os seus!

A razão de o meu existir tem sido ser o espectador de transformações, como uma ferramenta nas mãos de Deus!

...

Eu estou chegando à instituição após algumas semanas, desde que fiz a terapia do perdão com Cláudio.

Cláudio, Cláudio, quem diria? Esse rapaz está ótimo!

— Quem me preocupa é a Quina, que até agora não deu as caras.

Entro na minha sala e começo a organizar as minhas coisas sobre a mesa.

Alguém bate à porta, olho imediatamente no relógio.

Ué! Ainda não tem ninguém para atendimento. Eu cheguei mais cedo. – penso na mesma hora.

— Entra!

# CAPÍTULO 6: CONCLUSÃO

Vejo a dona Rosa sorrindo.

— Bom dia!

Levanto-me, surpreso.

— Posso ajudar em alguma coisa?

Ela entra, fecha a porta e se senta.

— Sabe, Seu Ronaldo, eu andei pensando nas coisas que o senhor falou para mim e para o Seu João.

Eu me sento.

— Sei.

Ela se senta e continua.

— Tive algumas ideias para melhorar a forma como tratamos os dependentes e queria saber o que o senhor acha.

— Claro, dona Rosa, me diga! – eu falo, extasiado.

Ela tira um papel do bolso e abre.

— Eu falei com o Seu João e nós pensamos o seguinte.

Ela continua.

— Vamos colocar uns quadros com cores nos quartos para o lugar ficar mais acolhedor.

— Incrível, dona Rosa.

Ela prossegue.

— Também vamos pensar numa terapia ocupacional, para que eles não fiquem ociosos e tenham a oportunidade de se expressar. O que o senhor acha?

— Fantástico!

Eu não acredito! Ela fala de mais um tema.

— Pensamos em fazer uma reunião em que eles mesmos pudessem dar sugestões, ou uma caixa onde pudessem escrever e dizer o que podemos mudar aqui dentro, que possa contribuir com a cura deles. Que tal?

— É magnífico, dona Rosa. Estou muito surpreso e feliz com as suas ideias!

Ela suspira.

— O senhor tem algo a acrescentar?

Penso um instante.

— Acho que as palestras não deveriam ser obrigatórias, sabe? Penso que a forma como falamos com eles deve ser mais amorosa, somente isso. Não devemos impor as regras e os caminhos, mas colocar tudo como sugestão. No fundo será a mesma coisa, mas o convencimento chega pela amorosidade e não pela imposição.

Ela balança a cabeça. Levanta-se e se prepara para sair.

Manifesto-me.

— Dona Rosa?

Ela me olha.

— E a Quina? Nada?

Ela faz sinal de negação com a cabeça.

Mas onde está aquela danada?

— Obrigada, Seu Ronaldo.

— Obrigado digo eu.

## CAPÍTULO 6: CONCLUSÃO

Ela sai e eu suspiro.

— Obrigado, meu Deus! Quantas transformações maravilhosas ainda nós podemos fazer por essas pessoas?

...

O rapaz, Cláudio, entra em minha sala todo feliz.

— Seu Ronaldo, eu preciso falar com o senhor. É urgente!

Olho espantado para ele.

— Urgente? Com essa cara de feliz?

Ele ri e se senta à minha frente.

— Eu tenho um convite sério para fazer para o senhor.

Entorto a cabeça.

— Verdade? Diga lá!

Cláudio pigarreia antes de falar.

— É muito importante para mim.

— Tudo bem, sou todo ouvidos!

Ele fica me olhando, segurando um sorriso. Parece emocionado!

— Vai, Cláudio, desembucha!

Ele suspira.

— O senhor aceita ser o meu padrinho de casamento?

— O quê?

Não consigo segurar o sorriso de orelha a orelha.

— Mas você já vai se casar? Eu não acredito!

— O senhor não fica feliz por mim? Estou concluindo um dos meus objetivos do estado desejado!

Balanço a cabeça, concordando com ele.

— Que Deus abençoe ricamente a sua vida e da Ana, meu rapaz, você é um orgulho para mim.

Eu falo, ao mesmo tempo em que me levanto para abraçá-lo.

Ele se levanta também.

Damos um abraço e ele me olha nos olhos.

— O senhor é o pai que eu nunca tive, Seu Ronaldo!

Fico com lágrimas nos olhos.

— Obrigado, Cláudio, eu aceito o seu convite!

Ele respira fundo e se senta novamente.

— Eu nem tenho como agradecer ao senhor por tudo que fez por mim.

— Claro que tem!

Ele fica com os olhos arregalados.

— Seja feliz, meu jovem! Faça a Ana feliz, seja pai, trabalhe, seja ético e permaneça nesse caminho, meu filho!

Percebo que ele sorri quando ouve a palavra filho.

Movo a cabeça para cima e para baixo.

— Ver você seguindo em frente é uma das maiores alegrias. É o meu propósito de vida.

Ele acrescenta.

— Eu e tantos outros que o senhor ajuda aqui.

## CAPÍTULO 6: CONCLUSÃO

Assinto.

— Sim, mas você é especial, eu lhe tenho orgulho.

Mudo de assunto.

— Mas e aí? Quando é que sai esse casamento?

Ele se ajeita e se remexe todo na cadeira. Sua empolgação é visível

— Daqui dois meses.

— Mas já?

— Lógico!

Eu rio e ele continua falando do grande amor da vida dele.

...

Estou me preparando para ir embora depois de um longo dia de atendimentos.

Estou cansado, meu Deus! Preciso ir para casa!

Alguém bate à porta.

— Entra!

Mas quem será a essa hora? Hoje eu falei com todo mundo aqui!

Vejo um sorriso maroto bastante familiar.

— Quina? – quase dou um grito de contentamento.

Ela entra, nitidamente, mais magra e com ar de cansaço.

— Eu voltei, Seu Ronaldo.

Levanto-me mais rápido do que nunca e sigo para lhe dar um abraço.

— Você não sabe a alegria que está me dando, hoje, minha amiga.

Ela tem uma lágrima no rosto.

— Amiga, eu?

Dou um abraço nela.

— Seja bem-vinda de volta!

Ela retribui e pergunta.

— Posso me sentar?

— Claro que pode.

O cansaço até foi embora!

— Eu estou vendo que o senhor já estava indo.

— Não importa! Eu me sinto renovado de ver que você voltou.

Volto a me sentar, ponho os braços sobre a mesa com as mãos entrelaçadas e aproximo o meu corpo para frente.

— Conte-me, Quina, como você está? O que aconteceu?

Ela suspira, fazendo uma volta com toda a cabeça, olha para a janela e começa.

— Eu não consegui seguir os seus conselhos naquela época, sabe?

— Hum!

— Fiquei revoltada com a dona Rosa e voltei para a vida.

Apenas gesticulo com a cabeça para não interromper seu desabafo. Ela continua.

— Voltei para a minha casa e encarei a minha mãe e o meu pai.

— Como foi isso?

— É...

## CAPÍTULO 6: CONCLUSÃO

Ela me olha como me culpando pelo ato dela.

— Eu fiz o que o senhor tanto fala, né? Fui lá perdoar as pessoas que mais me magoaram na vida.

— E perdoou?

Ela respira fundo, espreme a boca para o lado.

— É, acho que comecei a perdoar, Seu Ronaldo. Ficou mais leve, sabe? Mas não acho que vai tudo embora assim, de uma vez somente.

— Mas isso é maravilhoso, Quina. O perdão também é um processo, nem sempre se dá em um momento para o outro, a gente trabalha muitos sentimentos dentro da gente, de anos, décadas, mas você deu o passo principal, que é o primeiro. Parabéns! Estou orgulhoso de você. Estou feliz!

Solto o ar e volto a encostar meu corpo na cadeira. Coloco as mãos atrás do pescoço, numa posição mais confortável.

Ficamos olhando um para o outro por alguns segundos.

Silêncio!

A Quina volta a falar.

— Sabe, Seu Ronaldo...

— Diga!

— Eu pensei muito em tudo o que o senhor fala aqui dentro, sabe? Nas palestras, nos atendimentos, eu acho que eu precisei estar lá fora para entender tudo o que o senhor diz.

Fico mudo para não interromper sua fala e ela, simplesmente, continua.

— O senhor tem razão. Todo mundo que está aqui dentro, que chega no fundo desse poço, é porque foi ferido na infância, dentro de casa. Quando a gente é criança, não sabe de nada da vida, acredita que os pais são perfeitos e, quando não são, é uma dor que fere de morte.

Ela tem lágrimas escorrendo em seu rosto. Por respeito a esse momento tão significativo, permaneço sem dizer nada.

Quina parece reviver toda a sua vida.

— Minha mãe tentou um aborto, meu pai nunca aceitou que eu não quisesse ser homem, apanhei, fugi de casa, fui travesti, como a dona Rosa tanto fala, depois me tornei enfermeira e sofri *bullying* no hospital e tantas vezes eu caí nas drogas. Mas a maior dor sempre foram meus pais.

Ela me olha e eu apenas assinto.

Respira fundo e continua falando.

— Daí, eu fiquei pensando na vida que meus pais levaram, sabe? Os pais da minha mãe foram muito rudes com ela, sempre teve que ser submissa, apanhou a vida inteira do meu pai, era pobre, não queria ter filhos porque não tinha dinheiro, coitada.

Obrigado, meu Deus, por ter permitido a Quina tantas reflexões e ressignificados de sua vida! – pensei em silêncio.

Estou emocionado e somente me coloco à disposição para ouvi-la, sem nenhuma interrupção.

— Meu pai era um fraco, covarde, mas eu descobri que ele foi rejeitado pelo meu avô, porque era diferente dos irmãos dele. Apanhou feito o cão. O que ele tinha para me dar? Nada, nada...

## CAPÍTULO 6: CONCLUSÃO

Ela olha para o chão e depois para a janela, num momento de silêncio.

Ficamos assim alguns instantes.

— Estou orgulhoso de você, Quina.

Ela sorri e me encara.

— Sabe que eu também estou?

— É para estar mesmo. O reconhecimento de cada passo de nosso crescimento e o orgulho de nossa vitória é um mérito, Quina. A gente tem que se amar, se valorizar. Se não fazemos isso, deixamos de nos automotivar. É importante celebrar, se parabenizar. Você cresceu, moça!

Ela bate as mãos nas pernas, como finalizando a conversa.

— É isso, Seu Ronaldo, somente queria agradecer ao senhor e dizer que...

Ela faz caras e bocas.

— Voltei!

Fala dançando e depois chacoalha a cabeça para os lados.

Essa Quina...

— Volta triunfal, obrigado por vir aqui! – eu elogio.

Quina levanta, fazendo pose.

— Há apenas um problema, Seu Ronaldo, muito sério!

Ai, meu Deus do céu, o que será que a dona Rosa fez?

Levanto-me.

— O que foi? Qual é o problema?

Ela põe as mãos na cintura e balança os quadris.

— O Cláudio vai casar. Como que aquele cachorro me trai desse jeito?

Eu caio na risada.

— Eu não acredito...

Ela começa a sair da sala, mas continua fazendo graça.

— O senhor sabe que eu sou muito melhor do que aquela noivinha dele, não sabe?

— Eu não sei de nada, não me comprometa.

Ficamos na porta da sala, quando ela se despede.

— Até semana que vem, Seu Ronaldo.

— Chega de fugas?

— Chega de fugas!

Ela me abraça e sai, rebolando pelo corredor.

Volto para minha mesa pegar minhas coisas e finalmente ir para casa.

Suspiro e olho pela janela, vendo o pôr do sol.

— Obrigado, meu Deus! Muito obrigado!

**Sobre a gratidão**

Do início ao fim deste livro, da minha jornada como personagem e dos portadores de dependência química, você teve a oportunidade de compreender os cinco passos para se libertar da dependência química.

Porém, esses passos podem servir para a sua vida, independentemente de você ser um portador de dependência ou não. Todos nós

## CAPÍTULO 6: CONCLUSÃO

precisamos viver com estratégias, autoconhecimento e sonhos. Gostaria de ressaltar aqui o que pode e deve entrar em todas as etapas do processo: a gratidão.

Ser grato por quem somos por tudo que temos e vivemos nos permite receber mais da vida, pois aprendemos a apreciar o agora, abrindo espaço para o que virá em seguida. Uma pessoa grata se diferencia muito da não grata. Vou compartilhar uma experiência significativa sobre a gratidão.

Em abril de 2020, num evento na Clínica Árvore da Vida, especializada no tratamento de portadores de dependência química, diante de uma plateia de mais de oitenta internos, usuários de drogas lícitas e ilícitas, iniciei minha palestra fazendo duas perguntas.

— Quem aqui está sofrendo muito por conta do uso das drogas, já reconhece que perdeu o controle da situação e gostaria de se libertar definitivamente da escravidão da dependência química e de ter uma vida mais feliz?

Automaticamente, a maioria se manifesta.

— Eu!

— Agora, quem aqui acredita que poderia ficar livre da dependência química e de ter uma vida melhor?

Alguns poucos levantam as mãos.

— Eu!

Mas um dos presentes, certamente já sem esperança, devido a muitas recaídas, grita.

— Somente um milagre, professor!

— Bingo! – falo com empolgação.

— Será essa a chave para a liberdade de quem está na escravidão da dependência química?

Olho para todos e faço uma pausa.

— Milagre!

Olhos atentos em mim.

— Existe um pensamento, de autoria atribuída a Albert Einstein, que diz assim: "Há duas formas para viver a sua vida. Uma é acreditar que não existe milagre. A outra é acreditar que todas as coisas são um milagre". Eu faço parte do grupo das pessoas que acreditam em milagres, isso me levou a estudar com muito interesse sobre milagres.

Dou uns passos no palco e continuo.

— Eu penso que Albert Einstein certamente se referia a esses fenômenos extraordinários que, evidentemente, à luz dos conhecimentos das ciências naturais até então disponíveis, fogem à lógica e que acontecem de forma inesperada, e não se referia ao milagre acontecido a um mover sobrenatural da ordem divina.

Respiro fundo e gesticulo ao continuar minha experiência.

— Clive Staples Lewis, escritor, romancista, ensaísta e teólogo irlandês, em seu livro *Milagres*, diz que o natural e o sobrenatural têm algo em comum que é sua origem de Deus. Na nossa cultura, o livro que melhor trata do tema Milagres é a Bíblia, em que há muitos registros desses feitos que servem para nos ajudar a crer no poder de Deus

## CAPÍTULO 6: CONCLUSÃO

sobre tudo que existe no mundo. No Velho Testamento, milagres operados pelos profetas Elias e Eliseu; no Novo Testamento, milagres operados por Jesus.

Continuo caminhando, olho para a plateia e explico.

— Nos evangelhos de Mateus, Marcos, Lucas e João, nós encontramos registros de 35 milagres operados por Jesus Cristo, que revelam o seu poder sobre as enfermidades, a morte e a própria natureza. Destes, 28 são milagres de curas. Depois de muito estudar para compreender os textos e fazer a decodificação das mensagens desses milagres de curas, algumas coisas me chamaram a atenção.

Respiro fundo, encaro alguns de meus espectadores e sigo.

— As pessoas acreditavam que Jesus podia curar, pediam para serem curadas, mas Jesus não dizia "Eu te curei". Ele dizia, "A tua fé te salvou". Jesus perguntava: o que queres que eu faça? O que revela que nem todo doente quer ficar curado. Os evangelhos não descrevem os milagres de Jesus como truques ou ilusionismo para chamar a atenção para si ou atrair multidões. As pessoas venciam inúmeras dificuldades para chegar a Jesus e suplicavam sua intervenção. Foi assim na cura do Paralítico de Betesda, foi assim na cura da Mulher do Fluxo de Sangue, e tantos outros. Jesus chegava com gestos simples, sem elementos mirabolantes, impunha a mão e, simplesmente, falava. Essas pessoas se apresentavam a ele e se curvavam. Jesus dizia: "A tua fé te salvou".

Será que eles compreendem o meu raciocínio?

Observo o brilho nos olhos de muitos e penso que sim.

— Havia um padrão nas curas operadas por Jesus. Observa-se sempre a existência de três personagens, o interessado na cura, um personagem facilitador e Jesus, que opera o milagre. Exemplo: no milagre do cego de Jericó, temos o cego Bartimeu que queria ver de novo, o mensageiro que levou a mensagem e Jesus Cristo, que operou o milagre.

Percebo Cláudio ao lado da Ana, sentados no banco do fundo da sala. Mantenho o foco.

— Jesus dizia: A tua fé te salvou. Jesus não visava à cura de corpos, mas à cura de alma. Uma alma curada, cura seu corpo. Jesus era um médico de almas. Isso é muito importante de ser observado. Salvar? Quer dizer que o doente estava em perigo? Sim, perigo de morte. Ou o doente fica bom ou a doença se agrava. Portanto, isso merece uma reflexão mais profunda.

Paro de andar e encaro lentamente um a um, de todos que consigo enxergar.

— O que é salvar, minha gente? O que vocês acham que isso significa?

Ninguém se manifesta. Volto a dar uns passos.

— Salvar significa tirar ou livrar do perigo. Alguma coisa tolheu e represou o fluxo criativo de uma pessoa e é preciso trazê-la de novo para o ciclo da vida. O fluxo foi interrompido porque a pessoa perdeu o contato com o seu interior, com sua essência, deixando de ouvir a voz da consciência, nossa capacidade de observar e avaliar as nossas ações e que aponta para qual caminho devemos seguir.

## CAPÍTULO 6: CONCLUSÃO

Ouço alguns suspiros.

Agora conecto a informação com eles.

— O portador de dependência química precisa voltar para o fluxo da vida, para seu próprio ciclo. Precisa se colocar de novo no caminho e ir em direção correta; isso é salvar. Neste sentido, começou a ficar claro para mim que as curas de Jesus, que havia curado paralíticos, cegos, leprosos, endemoniados, transmitiam uma lição muito mais profunda. Uma das curas me despertou muito interesse porque é extremamente relevante para o tema da dependência química. É a cura de dez leprosos, que está escrito no capítulo 17 do Evangelho segundo Lucas. Quem conhece?

Ninguém levanta a mão, como eu esperava. Então, continuo.

— Diz assim, a caminho de Jerusalém, Jesus passou pela divisa entre Samaria e Galileia. Ao entrar num povoado, dez leprosos dirigiram-se a ele. Eles ficaram a certa distância e gritaram em alta voz "Jesus, Mestre, tende piedade de nós!". Ao vê-los, ele disse: "Vão mostrar-se aos sacerdotes". Enquanto eles iam, foram purificados. Um deles, quando viu que estava curado, voltou, louvando a Deus em alta voz. Prostrou-se aos pés de Jesus e lhe agradeceu. Este era samaritano. Jesus perguntou "Não foram purificados todos os dez? Onde estão os outros nove? Não se achou nenhum que voltasse e desse louvor a Deus, a não ser este estrangeiro?". Então, Ele lhe disse: "Levante-se e vá; a tua fé o salvou".

Percebo algumas pessoas se mexendo nas cadeiras. Essa história é muito tocante.

— O texto de Lucas narra um fato de Jesus quando ele sai da Galileia em direção a Jerusalém e usa um caminho que vai levá-lo até os limites entre Samaria e Galileia. Nessa região, havia muitas aldeias habitadas geralmente por pessoas excluídas da comunidade judaica, principalmente por causa da lepra. Já pensou como é que era?

Encho o peito de ar, fazendo uma pequena pausa e continuo.

— O leproso, naqueles tempos, sofria muito além da doença porque também era rejeitado. Era excluído do convívio social porque a lepra era vista como uma espécie de maldição. Este fato fazia com que as pessoas tivessem que viver no isolamento. É interessante perceber que, quando Jesus passa por essa aldeia, os leprosos o reconhecem e clamam por piedade.

(Paro, balançando a perna para reduzir espaço de um toque entre as palavras frente e para trás, mantendo os olhos e ouvidos atentos em mim).

— Jesus, meus queridos, ao contemplar a condição de sofrimento dos leprosos, olha-os com misericórdia e compaixão. Diz a eles apenas que se apresentem aos sacerdotes, que era o ritual exigido na época sobre a condição do leproso, por questões sanitárias. Ao chegarem à presença dos sacerdotes, eles percebem que estavam curados. Entretanto, apenas um deles, retorna até Jesus para agradecer. Esse texto nos ensina algumas lições que me chamaram atenção.

Levanto a mão para cima, enumerando os dedos.

— Quantas lições vocês conseguem perceber nessa história?

## CAPÍTULO 6: CONCLUSÃO

Ninguém responde. – eu sorrio.

**1ª lição)** Não há homem, tão distante, tão perdido, em situação de tanta miséria e tanta calamidade, que não possa ser alcançado por um milagre.

— Que coisa mais linda, meu Deus. Obrigado!

**2ª lição)** Que há um exemplo de união entre aqueles que estão em situação de rejeição e miséria. Em vista de os leprosos estarem separados do convívio da sua comunidade, dos seus familiares, é notável a sua atitude de reunir-se em grupo para ajudarem-se mutuamente. Eles procuraram os seus iguais para terem uma experiência semelhante e conviverem. Essa união possibilitou que eles fossem vistos, ouvidos e curados por Jesus.

Balanço o pescoço para cima e para abaixo. Vejo algumas pessoas fazendo anotações.

**3ª lição)** O fato de haver um samaritano junto aos judeus demonstra que a condição de miséria humana não está relacionada exclusivamente a uma classe de pessoas ou a uma raça de pessoas. O sofrimento afeta todas as pessoas.

Cláudio está radiante e me encara com gratidão.

**4ª lição)** É bom que nós não venhamos agir como esses nove leprosos, tão envolvidos na sua alegria de retornarem para o convívio de seus familiares e amigos, que acabaram por esquecer-se do benefício da gratidão.

**5ª lição)** É que o retorno do samaritano mostra que ele tinha um coração agradecido, reconheceu os méritos do seu benfeitor e que as demais coisas poderiam esperar.

Suspiro e estralo o pescoço para os lados, antes de continuar.

**6ª lição)** A manifestação de dar graças a Jesus foi fundamental para acontecer a salvação de um dos dez leprosos. Esta parábola da cura dos leprosos guarda muita semelhança com a questão dos portadores de dependência química. O leproso e o portador de dependência química têm muita coisa em comum. Ambos são estigmatizados pela sociedade. Em tempos remotos, o leproso era excluído da sociedade e do meio familiar. O portador de dependência química, normalmente, experimenta o isolamento social e familiar. Ambos falam que querem ficar limpos, mas não sabem como. A ambos se diz que a doença não tem cura. Não é assim?

## CAPÍTULO 6: CONCLUSÃO

Ouço alguns risos.

— Eu sei que é assim. Ao refletir sobre essa cura, comecei a me perguntar: Onde está a lepra? Está no relacionar-se com outras pessoas, seja no ambiente escolar, familiar, profissional e até mesmo com os amigos? Está na falta de humildade ou vergonha de pedir ajuda?

Percebo a emoção em algumas pessoas ao ouvir as minhas perguntas e falo com vontade.

— Está atualmente em uma situação difícil na vida e achar que é impossível ter um sentimento de gratidão e se contentar consigo mesmo e com sua vida. Jesus perguntou: "Não foram purificados todos os dez? Onde estão os outros nove?" Credo! Somente um agradeceu Jesus. Somente um teve gratidão e somente um ouviu "A tua fé te salvou".

Paro alguns segundos.

— O que isso quer dizer, minha gente? Que a gratidão foi importante na salvação do leproso e, como a maioria das pessoas, cresce com noções incongruentes sobre gratidão. Aprendi, desde muito cedo, a dizer obrigado por educação. Disseram-me que pessoas educadas agradecem. Simples assim. Então, o que é gratidão exatamente?

**O que é gratidão?**

Existem, em nossa literatura, muitas definições e conceitos sobre gratidão.

Podemos dizer que gratidão é um sentimento de reconhecimento, uma emoção por saber que uma pessoa fez uma boa ação e querer agradecer a outra pessoa por ter feito algo muito benéfico para ela.

Portanto, a gratidão foi definida no contexto de sentimentos, emoções e até comportamentos.

É algo diferente de simplesmente dizer obrigado! Gratidão vai muito além da verbalização e de trocas de favores, é um sentimento de respeito ao bem que nos fizeram um dia, mesmo que o nosso benfeitor venha a cometer falta grave.

Podemos expressar gratidão por receber benefícios pessoais, como conselhos de um mentor ou de um amigo, por itens materiais como um presente, por ganhos financeiros, por um abraço etc.

Marco Túlio Cícero, filósofo romano, que viveu entre 106 a 43 a.C., escreveu sobre a gratidão: "Não é somente a maior das virtudes, mas a origem de todas as outras".

Neste sentido, gratidão é um atributo positivo de um indivíduo e a chave que abre todas as portas que levam o homem para o caminho do bem. Esta chave está disponível para todos.

A gratidão é uma habilidade que contribui para a satisfação nos relacionamentos e a excelência humana.

Paulo de Tarso, numa carta que escreveu aos coríntios com intuito de conscientizar o povo sobre a importância da gratidão, em 1 Coríntios 10:10, narrou: "E não murmureis, como também alguns deles murmuraram, e pereceram pelo destruidor".

## CAPÍTULO 6: CONCLUSÃO

Murmurar é reclamar, maldizer e manifestação de um espírito de descontentamento crônico. Quem murmura entra no caminho de destruição. Vive preso no passado.

Com isso, podemos concluir que:

- É proibido reclamar!
- É proibido mi, mi, mi!

Epicuro de Samos, um filósofo grego, que viveu no período denominado Helenístico, considerado o "Profeta do Prazer e o Apóstolo da Amizade", diz assim: "As pessoas felizes lembram o passado com gratidão, alegram-se com o presente e encaram o futuro sem medo".

Ou seja, a gratidão dá sentido ao nosso passado, nos traz paz para o hoje e cria uma visão de futuro positiva.

É parecido com o que diz uma frase que li de um autor desconhecido: "Aquele que triunfa não deve jamais esquecer alguém que o tenha ajudado, mantendo em mente o dever de fazer o mesmo nas oportunidades que a vida lhe trará".

A pessoa ingrata, aquela que não pratica a gratidão, é amarga, interesseira, esquece muito fácil o bem que lhe fizeram, cospe no prato que comeu. Agora, quando você diz obrigado, traz sentido da obrigação? Você está, de fato, criando vínculo verdadeiro com o próximo? Então, é importante saber em que nível está a sua gratidão.

Para ajudar nisso, Tomás de Aquino, um grande filósofo e doutor da Igreja Católica, defende que a gratidão tem três níveis. São eles:

**1º Nível superficial:** é um nível racional de reconhecimento ao outro por sua atitude. Trata-se da gratidão automática. Não há de fato uma emoção, um ato de valorização e de reconhecimento daquilo que merece valor na vida;

**2º Nível intermediário:** é o nível em que o sujeito dá graças e louva quem lhe prestou algum benefício. Trata-se da gratidão que ocorre em momentos que costumam ser muito intensos, mas que costumam ser pontuais na vida;

**3º Nível profundo:** é quando o sujeito se compromete com a pessoa que lhe faz o favor. É aquilo que nós sentimos obrigados a retribuir ao nosso benfeitor, nos sentimos vinculados a esta pessoa como forma de gratidão e que fazemos um investimento de energia. É uma gratidão ativa, em que a pessoa não espera passivamente por momentos pontuais para conferir valor às coisas que merecem valor na sua vida. E sim, usando um pouco de tempo e de energia, empenhar-se cotidianamente para encontrar motivos para ser grato.

T. Harv Eker diz que nossos pensamentos conduzem a sentimentos; sentimentos conduzem a ações e ações promovem resultados.

Assim, esses afetos, emoções e sentimentos de gratidão irão alterar nosso comportamento.

Estudos da neurociência nos dizem que, quando se aprende, até por presentes simples, a expressar a gratidão, isso pode desempenhar

## CAPÍTULO 6: CONCLUSÃO

um papel fundamental na formação do nosso destino, permitindo progredir da melhor maneira possível.

Nesse sentido, para bem viver um comportamento de gratidão, se faz necessário um treino consistente e diário. Um bom exercício de gratidão verdadeira é investir alguns minutos de nosso tempo e calorias da nossa energia para reconhecer aquilo que merece valor na nossa vida.

A gratidão pode ser aprendida, é uma oportunidade que está esperando por você todos os dias. Exercitar a gratidão no dia a dia faz bem para a gente mesmo, pode criar um efeito cascata em todos os relacionamentos, nos ajudando a cultivar a desejada paz interna.

Uma maneira de expressar verbalmente sua gratidão de forma que promova a conexão em seus relacionamentos é incluir três coisas em sua expressão:

1. Deixar o outro saber que você notou suas ações pode fazer um mundo de diferença para essa pessoa;

2. Em seguida, você precisa deixar essa pessoa saber que o que ela fez teve um impacto positivo em você;

3. Finalmente, deixar que essa pessoa saiba que estava lá quando você precisou dela e o quanto ela é importante para você é uma porta aberta para estabelecer uma conexão.

Estudos mostram que praticar a gratidão nos ajuda no campo emocional e físico e nos permite sermos mais receptivos a encontrar alegria e prazer em tudo o que fazemos. Isso pode ajudar a aumentar nossos níveis de imunidade e assim nos levar a viver uma vida mais saudável e com mais energia.

A gratidão nos ensina a cultivar todos os momentos que compõem nossas vidas. Um bom exemplo disso aconteceu quando fui ser internado no hospital Albert Einstein em São Paulo para realizar uma cirurgia de câncer de próstata. Agora, em vez de me lamentar sobre o fato de ter de enfrentar o processo cirúrgico, fiquei muito grato por estar indo realizar a cirurgia, por meio de um procedimento minimamente invasivo, mais preciso e com um tempo menor de internação e recuperação, em um dos melhores hospitais do Brasil.

Isso me deixou com esperança e otimismo para enfrentar, com paciência, todo o processo e me debrucei menos sobre os aspectos da doença. Porém, apesar de toda a minha resiliência e maturidade, acabei passando por um momento de fragilidade, em que enfrentei a minha própria vulnerabilidade, vivenciando um momento simples, mas inesquecível para mim.

...

Termino a minha palestra e cumprimento a maioria das pessoas que estão ali.

## CAPÍTULO 6: CONCLUSÃO

— Parabéns, Seu Ronaldo, sua palestra é muito boa!

— Obrigado, meu jovem.

Tento nesses momentos estar o mais disponível possível. Eu vejo a dor dessas pessoas.

Alguém me dá uns tapinhas nas costas. Viro-me para cumprimentar:

— Você, Cláudio?

— Eu queria lhe apresentar a Ana, Seu Ronaldo.

Vejo a bela mulher sorrindo para mim.

— Bom dia, satisfação, Seu Ronaldo. O Cláudio não para de falar sobre o senhor...

— Engraçado, para mim, ele somente fala sobre você.

Rimos.

— Obrigada por ser o padrinho do nosso casamento.

— Vai ser uma honra, filha. Que Deus abençoe muito vocês dois! – abraço-lhe.

Eles se preparam para ir, mas Cláudio antes me pergunta.

— O senhor fala tanto de gratidão, Seu Ronaldo. Qual foi o momento em que o senhor mais se sentiu grato na vida?

Eu me sinto tocado, paralisado. Por que me sinto tão emocionado com essa lembrança?

Balanço a cabeça e revivo a resposta dessa pergunta.

— Eu vou lhe contar, Cláudio...

...

Eu estou no hospital, num quarto particular e tento me mover em cima da cama.

— Ai! – falo longamente.

Toco o lado do meu corpo, sentindo o equipo dificultando o movimento do braço e o dreno do resto do corpo.

Sinto-me frágil, rígido. Por quê?

Um enfermeiro entra no quarto e me olha com ternura.

— Bom dia, Seu Ronaldo, tudo bem?

Olho para ele, mas não sinto vontade de responder.

Ele sorri de canto e se aproxima da cama.

— Eu sou o Caio e vou ajudar o senhor a tomar banho.

— Eu não vou tomar banho.

Caio coloca as mãos na cintura e fica olhando para mim.

— Tem que tomar banho, Seu Ronaldo.

— Não quero!

Como é que eu vou tomar banho, se mal consigo me mexer?

Ele não se dá por vencido, mas fala de forma muito amorosa.

— Fique frio, eu vou ajudar o senhor, não precisa fazer nada.

Sinto-me constrangido, envergonhado. Nunca ninguém deu banho em mim.

Ele começa a me preparar para o banho, sem dizer muita coisa, assobia uma música que me acalma. Sinto sua boa energia.

Ele faz isso porque gosta, consigo perceber isso claramente, mas isso não acaba com o meu constrangimento.

## CAPÍTULO 6: CONCLUSÃO

Ele tira o dreno, o soro e me ajuda a me sentar.

— Vamos para o banheiro, Seu Ronaldo? Vem e se apoia em mim!

Ele me levanta e me dá apoio para caminhar até o chuveiro.

Admiro sua bondade e um jeito natural de fazer tudo isso. Percebo que ele deve estar na casa dos vinte e oito anos.

Já no banheiro, ele aquece a água antes de me colocar lá dentro.

Coloco o nariz na direção debaixo do meu braço e sinto que não estou cheirando bem. Que vergonha! Como é que se faz isso, meu Deus?

— A água está boa, Seu Ronaldo. O banho vai lhe fazer muito bem, viu?

Ele coloca um banquinho debaixo do chuveiro e depois me ajuda a ir até ele, para me sentar de forma segura.

Eu nunca me senti tão fragilizado em toda a minha vida. O que está acontecendo?

— Lave-se, Seu Ronaldo. Vai ficar cheiroso, viu?

Ele ri, feliz!

Como pode?

Eu passo o sabonete com dificuldade pelo meu corpo. Sinto-me cansado, doente. Não sou capaz de entender esse momento.

— Terminei. – apenas balbucio.

Quero voltar para a cama, dormir e somente acordar quando estiver me sentindo normal outra vez.

Caio olha para mim e faz graça.

— O senhor não sabe tomar banho, não, Seu Ronaldo? Se meu superior vê isso, me chama a atenção. Olha o pé do senhor, cheio de sangue.

Antes que eu possa responder, ele começa a me lavar inteiro, mas com cuidado, gentileza e, para minha surpresa, com amor.

Eu não consigo responder, não consigo reagir, nem agradecer.

Fico constrangido com a intimidade da situação e grato pela leveza com que este enfermeiro exerce a sua profissão, ele visivelmente ama o que faz, faz bem-feito, faz por amor!

Como pode? Por que me sinto tão emocionado, Senhor?

Sinto vontade de chorar e não compreendo.

Estou confuso!

O banho termina, o jovem rapaz me enxuga e veste a camisola em mim. A caminho do quarto, eu faço um comentário.

— Já pensou se as pessoas no SUS tivessem um tratamento assim?

— Como assim, Seu Ronaldo?

Ele me coloca na cama, olho para ele, tentando compreender o que estou sentindo.

— Eu percebo a sua dedicação e me sinto grato por estar em suas mãos nesse momento. Obrigado!

Sinto um nó na garganta e paro de falar.

Ele continua me ajeitando na cama e conversa.

— Eu vim da favela, sabe Seu Ronaldo? Ainda moro lá e trabalhar aqui nesse hospital tão renomado é um sonho para mim.

Ele respira fundo e para me olhando fundo nos olhos.

## CAPÍTULO 6: CONCLUSÃO

— Mas também queria que pessoas carentes da favela pudessem receber o tratamento que existe aqui. Não tem nada a ver com o sistema público de saúde.

Suspiro e admiro sua vocação, expressa em cada gesto e movimento que ele faz enquanto me ajeita.

Ele parece querer ser o melhor enfermeiro do mundo, meu Deus, obrigado por colocar esse tipo de pessoa em meu caminho.

— Obrigado, Caio!

Abaixo a cabeça e não consigo mais conter o choro.

— O que foi, Seu Ronaldo?

Começo a chorar e solto com a voz embargada.

— Você me deu o banho que meu pai nunca me deu.

Ele me abraça.

Tento me explicar.

— Sinto-me envergonhado, desculpe.

— Não tem nada que se envergonhar, Seu Ronaldo.

Limpo o rosto e ele abaixa os olhos, buscando meu olhar e diz:

— Aqui, somos todos iguais, ficamos vulneráveis, é normal sentir assim. Fico feliz que o senhor tenha gostado. Fique em paz, logo o senhor fica bom. É já, já.

Eu, com sessenta anos, chorando...

Apenas assinto e penso sobre o quão pouco é preciso para se fazer algo especial e tornar o mundo melhor, basta que se faça o que está ao nosso alcance, fazendo bem-feito.

— Deus abençoe você, meu filho, seu trabalho.

Caio sai com um sorriso no rosto e uma energia contagiante de paz.

Continuo pensando sobre a experiência incrível que acabei de vivenciar.

Obrigado, Senhor, obrigado por me ensinar algo num momento tão inesperado.

Sinto-me em paz!

Fecho os olhos e descanso, meu corpo e minha alma.

...

Esse dia mudou a minha vida. Aquele enfermeiro tocou a minha alma, muito além do que todas as partes do meu corpo. Ele me mostrou que a vida podia me ensinar quando eu menos esperava, de forma amorosa, leve e gentil.

A gratidão que tenho até hoje, por aquele momento e por aquela pessoa tão jovem e cheia de gentileza, é algo que levo comigo todos os dias da minha vida, como duas das maiores lições: o amor e a gratidão!

Sendo assim, o que a gratidão traz de benefício para nosso corpo e para nossa vida pessoal e profissional?

Os estudos psicológicos mostram que, além de aumentar sua consciência da abundância já presente em sua vida, o exercício de gratidão oferece muitos benefícios, tais como:

## CAPÍTULO 6: CONCLUSÃO

- Melhora a qualidade do sono, pois nos coloca em um estado mais positivo, pensamos menos nas preocupações do dia e, dessa forma, dormimos melhor;

- Alivia a angústia e melhora o humor, o estresse e os pensamentos negativos são reduzidos;

- Melhora a qualidade das suas relações amorosas;

- Maior otimismo sobre o futuro;

- Melhora o funcionamento do seu sistema imunológico, protegendo de infecções;

- Fica mais motivado para atividade física;

- Maior resiliência a eventos traumáticos;

- Pode levar a um aumento da sensação de bem-estar;

- Melhora o desempenho profissional. Uma carreira de sucesso, além da capacidade técnica, é necessário bom relacionamento e de uma postura positiva;

- Melhora a autoestima. A pessoa começa a reconhecer suas qualidades e, consequentemente, se valoriza mais;

- A gratidão também fará de você uma pessoa mais empática que pode melhorar suas relações interpessoais;

- Reduz os sentimentos de depressão;

- Diminui os sentimentos de ansiedade.

Temos mais energia positiva e tendemos a ser mais populares por causa de sua personalidade mais agradável e isso pode ajudá-lo a ter uma conexão mais profunda no relacionamento.

Eu acredito que, apesar dos benefícios já apresentados, existe também uma razão espiritual para ser grato. A verdadeira natureza da gratidão é mais uma questão espiritual do que mental. Na gratidão, o pensamento e a consciência de uma pessoa se tornam mais profundos e mais nítidos.

Numa carta aos Tessalonicenses, Paulo de Tarso, um apóstolo de Cristo, um dos maiores propagadores do cristianismo, nos diz: "Em tudo dai graças; porque esta é a vontade de Deus em Cristo Jesus para convosco".

Mas é possível darmos graças em tudo? Veja que, frequentemente, nós não podemos controlar as coisas negativas que acontecem em nossas vidas e não há o que podemos fazer. Parece que a postura mais cômoda é você ser um pessimista, apenas ficar murmurando, reclamando a respeito das coisas que acontecem na vida e não estão em nosso controle.

Alguns chegam a dizer que não são pessimistas, mas sim realistas. Difícil é você enfrentar aquilo que é negativo, enxergar o lado positivo e potencial por coisas melhores que podem sair daquilo e, sobretudo, lutar para que você consiga amanhã estar melhor do que hoje.

Infelizmente, tem gente que é otimista de forma ingênua, irracional, sem reconhecer aquilo que há de problemático, aquilo que há de

## CAPÍTULO 6: CONCLUSÃO

negativo. O ideal é experimentar uma gratidão dentro de um otimismo racional. Admitir e confrontar a tristeza, alimentando aquilo que há de positivo em nossas vidas, que merece a nossa energia, o nosso foco e a nossa gratidão.

O desafio é não focar nossa atenção nas emoções mais desconfortáveis, como medo, ansiedade, raiva e tristeza. Embora essas emoções sejam essenciais para nós porque nos levam a prestar atenção a coisas que podem ser nossas assassinas. Aquilo que você foca, expande. Cuidado, não se deve dar atenção demais a coisas que não têm sentido para a sua vida.

Diante de tantos benefícios, nos remetemos à pergunta: como aprender a gratidão?

Primeiro, é ter a certeza de que a gratidão pode ser aprendida e que ela é fonte de riqueza. Agora, para exercer a gratidão, é preciso seguir um processo, com prática e repetição, encontrando motivo para se sentir grato, pois sempre há algo para agradecermos. Entretanto, para desenvolver um novo hábito, exigirá alguma atenção, esforço e tempo.

Existem vários exercícios para isso e, neste sentido, eu vou apresentar e recomendar um passo a passo, conhecido por Diário de bordo da gratidão.

Para este exercício, você precisará comprar um caderno para manter ao lado da cama. Todas as noites, por pelo menos 30 dias consecutivos, antes de dormir, sente-se calmamente e preste atenção na respiração, mantendo a cabeça relaxada. Feche os olhos e respire fundo por três vezes, prestando atenção na inspiração e na expiração.

Pense nos acontecimentos do seu dia. Visualize esses acontecimentos, como eles ocorreram, e preste muita atenção aos momentos que continham atos de benignidade, belo ou agradável. Ao notar essas ocorrências, preste atenção no que você está sentindo.

Quando terminar de revisar seu dia, volte suavemente sua atenção para a respiração e abra os olhos. Então, você vai escrever, à mão no caderno, pelo menos cinco ocorrências positivas, simples ou excessivamente vistosas, pelas quais você foi grato no dia que passou.

Agradeça por essas ocorrências, emoções ou fatos positivos, sentimentos ou conquistas do dia de hoje. E, ao lado dessas bênçãos diárias, você escreve:

**Por que você acha que essas coisas aconteceram?**
_____
_____
_____
_____

**Por que você deve ser grato a elas?**
1._____
2._____
3._____
4._____
5._____

## CAPÍTULO 6: CONCLUSÃO

Na Psicologia Positiva sabemos que, se você separar apenas cinco minutos antes de ir dormir e enumerar cinco bênçãos, acontecimentos, emoções ou fatos positivos, sentimentos ou conquistas do dia, melhoram sua qualidade de vida e seu nível de felicidade. É um exercício muito simples de ser feito. Não precisa nem esperar a noite, você pode ir expressando sentimento por essas bênçãos durante o dia e reafirmar a noite, anotando em seu diário de bordo.

Ao acalmar sua mente, ouvir o seu coração, você pode refletir, profundamente, sobre os agradecimentos do dia. Permita-se estar confortável e pronto para uma noite de sono restauradora.

Cinco coisas, cinco porquês, ao final do dia.

Se você fizer isso todos os dias durante um mês, certamente seus níveis de bem-estar já começam a se elevar com considerável significância.

Aquilo que você foca, expande. Cuidado, não se deve dar atenção demais a coisas que não têm sentido para a sua vida.

Agora, quando a pessoa está tentando formar um novo hábito, é muito provável esquecer algo. Uma boa dica é colocar lembretes visuais em sua casa ou espaço de trabalho que o levem, ao longo do dia, a pensar em gratidão. Por exemplo, coloque um bilhete na parede do escritório, na geladeira em casa ou no espelho do sanitário que diga "Sou grato".

Você não precisa praticar a gratidão sozinho. A gratidão é, afinal, sobre relacionamentos e trocas.

Você pode ter um parceiro de gratidão, alguém com quem você conversa, diariamente, para ajudar a identificar aspectos desse sentimento ao longo do dia.

Mas é extremamente recomendável que você crie, na sua casa, uma atividade familiar de gratidão.

Coloque um quadro branco ou uma folha de papel ou cartolina, em algum local fácil de encontrar, e faça com que todos da família o adicionem, diariamente. Não importa se as coisas da lista sejam grandes ou pequenas. Eleja um dia na semana para compartilhar a lista de bênçãos ocorridas.

Se você sente gratidão por alguém que o ajudou no passado, mas ainda não agradeceu, nunca é tarde demais, há sempre uma oportunidade para você se manifestar. Escrever isso para essa pessoa, expressando seu apreço e gratidão por ela, pode ser um meio poderoso de cultivar esses sentimentos. Chamamos essa atividade de Carta de Gratidão.

Há diversas maneiras de demonstrar nosso apreço e gratidão às pessoas que fazem parte da nossa vida. Pode ser por meio de uma carta ou de nota de agradecimento, pelo e-mail ou WhatsApp.

A nota de agradecimento é melhor enviar o mais rápido possível, de forma sincera e objetiva.

Deixo aqui uma dica: diga quanto valor a pessoa agrega em sua vida e mostre-se disponível para retribuir de alguma forma o que recebeu. Segue um modelo.

## CAPÍTULO 6: CONCLUSÃO

*Caro(a) _____, não podia deixar que passasse mais tempo sem que lhe manifestasse o meu sincero e profundo agradecimento.*

*Você nem imagina como fico feliz por saber que tenho alguém com quem posso contar. Peço a Deus que lhe retribua em dobro pelo que você fez por mim.*

*Mais uma vez, o meu sincero agradecimento.*

*(Seu nome)*

Em conclusão, a gratidão tem a capacidade de transformar, energeticamente, sua vida.

Toda vez que agradecemos e nos sentimos gratos por algo ou alguém aumentam os níveis de dopamina, um neurotransmissor responsável por levar informações do cérebro para as várias partes do corpo e, quando liberada, provoca a sensação de satisfação e aumenta a motivação. Consequentemente, nos sentimos mais felizes porque ativamos o sistema de recompensa do cérebro.

À medida que você começa a observar o bem que está em torno de sua vida e começa a mostrar gratidão por tudo que você tem, começará a se tornar uma pessoa melhor. A gratidão permitirá que você se torne mais otimista e esperançoso com o futuro.

Pratique gratidão para conseguir viver plenamente, tornando-a parte integrante do seu dia a dia e comece a se beneficiar dos efeitos positivos na saúde física, mental e emocional.

O tempo passou e eu estou no altar, numa igreja, muito bem acompanhado. Olho para Quina.

— Você está muito bonita, viu, senhorita Quina?

Ela sorri e olha para o próprio vestido, todo rosa e levemente cintilante.

Observo o Cláudio e a Ana se casando e agradeço a Deus por uma das mais intensas transformações que eu pude acompanhar nessas minhas jornadas.

Percebo o olhar de Cláudio na minha direção.

— Deus o abençoe, meu filho! – movo a cabeça e sussurro.

Quem diria que um dia eu ia ser padrinho de casamento de um dos meus ex-portadores de dependência química?

Ergo os olhos para o alto.

— Obrigado, Senhor! Por todos os seus milagres! – falo baixinho.

Quina começa a chorar e eu entrego um lenço em sua mão.

— Não chore, minha filha. Um dia vai ser você ali no altar, viu?

Ela cochicha.

— E o senhor vai entrar comigo na igreja?

Levo um susto e fico de olhos arregalados para ela, que insiste.

— Eu não tenho pai para me levar até o altar, vai ter que ser o senhor.

Assinto, falando baixinho.

— Levo, Quina, claro que eu levo.

— Obrigada, obrigada! – ela dá um pulinho, celebrando.

## CAPÍTULO 6: CONCLUSÃO

Chacoalho a cabeça e faço sinal de silêncio para ela.

Observo a Dona Rosa e o Seu João entre os poucos convidados da cerimônia e fico feliz pelas tantas mudanças que ocorreram na instituição.

É isso aí, meu Deus, um pouquinho de cada vez. É assim que se muda o mundo. Primeiro dentro da gente e, depois, o que for possível, ao nosso redor, no tempo da vida.

# AGRADECIMENTO FINAL

Agradeço a você, caro leitor, seja você quem for, um portador de dependência química, um familiar, um amigo, um curioso ou alguém que simplesmente viu este livro numa livraria e se sentiu curioso pela minha história. Muito obrigado!

Espero ter tocado suas emoções com as histórias de Cláudio e Quina, que foram inspiradas em pessoas reais, de carne e osso, que passaram por mais sofrimentos do que pude expor nestas páginas. O sofrer de um portador de dependência química não é algo que pode ser sentido por palavras faladas ou escritas, mas pela emoção e generosidade de quem se coloca no lugar dessas pessoas tão feridas.

O mundo precisa de cura, as pessoas precisam de cura e tudo começa pelo acolhimento, pela nossa amorosidade. Hoje eu compreendo que é preciso maturidade e experiência de vida para se chegar neste ponto, pois a generosidade é algo que se aprende e se aprimora. Primeiro, curamos a nós mesmos para, depois, apoiar o próximo.

Que você seja capaz de usar os cinco passos em si mesmo. Transforme seu interior, cure sua criança ferida. Depois disso, quando encontrar a sua força, se permita olhar em seu entorno e ajudar quem você puder. Este é o verdadeiro sentido da vida "Ama ao teu próximo como a ti mesmo!".

Ainda que seja um processo, confie! Não estamos sós!

Para cada passo, sempre tenha gratidão!

Deus abençoe a sua vida e todos os seus!